La Dosis Óptima

La Dosis Óptima

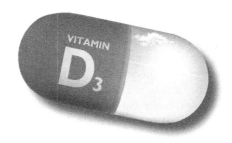

Restaura tu salud con el Poder de la Vitamina D

JUDSON SOMERVILLE, MD

Autor: Judson Somerville, MD

© 2018 por Judson Somerville, MD Todos los derechos reservados

Aviso: Este libro no pretende sustituir el consejo de un profesional sanitario cualificado ni diagnosticar o tratar ninguna enfermedad. El lector asume toda la responsabilidad de cualquier acción realizada después de leer este material. El uso inadecuado de la vitamina D puede provocar hipercalcemia y, en casos raros, daños permanentes y posiblemente la muerte. Algunos individuos, debido a condiciones médicas preexistentes, son más propensos a estos efectos secundarios y solo deben utilizar la vitamina D si se lo recomienda su médico. Se aconseja al lector que consulte con un profesional de la salud cualificado antes de realizar cualquier cambio en la cantidad de vitamina D, magnesio o cualquier otro suplemento, vitamina o mineral que esté usando actualmente.

ISBN: 978-1-7326550-3-4 (pbk)
ISBN: 978-1-7326550-4-1 (epub)

Big Bend Press

Editora: Nancy Pile
Traducido por Carlos Soto y Eva Blasco

Impreso en los Estados Unidos de América

Dedicado a mi madre, hiciste un gran trabajo.
Me enseñaste a convertir los desperdicios
humanos en abono.

Suerte es lo que sucede cuando la preparación y la oportunidad se encuentran y fusionan.

–Grant Teaff, entrenador de fútbol americano
de la Universidad de Baylor (1972-92)

Índice de contenidos

Introducción

Bienvenido a Tu Salud Ideal con la Dosis Óptima de Vitamina D3

Este libro es parte de mi misión para mejorar considerablemente la salud y la vida de las personas. Este libro explica mi hallazgo de cómo todos nosotros podemos mejorar nuestra salud a través de la dosificación óptima de vitamina D3—Lo que mis miles pacientes y yo consideramos una vitamina *milagrosa*. Este libro ofrece una explicación detallada de los efectos de la dosis óptima de vitamina D3, una de las curas poco conocidas que existen en la actualidad. ¿Cómo puede ayudarte la vitamina D3? ¿Qué problemas de salud soluciona la vitamina D3?

He aquí una breve lista de las dolencias en las que la vitamina D3 en dosis óptimas ayuda :

- Trastorno del espectro autista (TEA)
- Enfermedad de Lyme
- Gripe
- Cáncer
- Esclerosis múltiple
- Obesidad
- Diabetes
- Apnea del sueño
- Fatiga crónica
- Demencia

Mi introducción a la vitamina D3

En 2010 estaba desesperado. Mi sistema inmune estaba notablemente debilitado, sufría insomnio crónico, pesaba cuarenta y cinco kilos de más y mi energía estaba por los suelos. Además de esto, como médico dedicado durante dieciséis años y contando, estaba atendiendo a miles de pacientes paralelamente. De la manera en que me preocupaba mi propia salud, me preocupaba profundamente la de mis pacientes. Entendí que para poder darles la atención que necesitaban, tenía que averiguar qué estaba sucediendo con mi propia salud.

¿Qué me ocurría? Algo crucial faltaba para el estado óptimo de mi salud general. Y estaba desesperado por encontrarlo. Esta es precisamente la razón detrás de toda esta búsqueda, a vida o muerte, que me condujo a la vitamina D3. Para aclarar, mi vida no estaba exactamente en peligro, pero la calidad de mi vida ciertamente lo estaba. Estaba constantemente en estado séptico debido a las infecciones leves crónicas del tracto urinario y a las infecciones de las heridas.

Decidí concentrarme en mi falta de descanso crónico derivado de la falta de sueño reparador profundo (SRP). Inferí que si podía restaurar la calidad del sueño, entonces estaría en una posición mucho más fuerte para trabajar en las otras áreas de mi salud. Fue entonces, que en mi investigación sobre el SRP, me encontré con la vitamina D3 y la posibilidad de que la mayoría de las personas en el mundo de hoy en día están trabajando con niveles bajos de vitamina D3. Dado que la vitamina D3 desempeña un papel fundamental para que el cuerpo alcance el estado necesario para producir un sueño profundo, una persona en niveles subóptimos acaba por no alcanzar nunca ese estado de sueño profundo—incluso después de un descanso aparentemente completo de ocho a diez horas.

Cuando no se logra el SRP, el cuerpo no se siente totalmente descansado, rejuvenecido y recargado. Básicamente, por la mañana, cuando llega la hora de levantarse, estás agotado. No se trata de la duración del sueño; lo que importa es la profundidad del mismo.

Fue debido a este estado de agotamiento crónico que comencé mi incursión en el estudio de la vitamina D3 y sus funciones críticas y multifacéticas en el cuerpo humano.

Rejuvenecido y fuerte: más de 8 años después

Más de ocho años después, peso unos cien kilos menos, duermo profundamente, tengo un sistema inmunitario fortalecido y la mayoría de los días mi energía y ánimo muy altos ¿Qué sucedió? Cuando me di cuenta hace tantos años de la conexión entre la vitamina D3 y el sueño reparador profundo, seguí aprendiendo más sobre la vitamina D3. Profundicé en la investigación sobre el tema, me reuní con otros médicos y pioneros expertos en el tema, e incluso hice mi propia investigación al respecto. Finalmente, llegué a comprender la conexión entre la vitamina D3 y múltiples sistemas que tiene el cuerpo humano. La vitamina D3 desempeña un papel clave en el sistema inmunitario, en los mecanismos que intervienen en el sueño reparador profundo, y en los sistemas metabólicos (es decir, los relacionados con la pérdida y el aumento de peso). Cuando los niveles de vitamina D3 en la sangre son óptimos, el sistema inmunitario, la capacidad para alcanzar un sueño profundo y el metabolismo están preparados para desempeñarse en su máximo potencial.

Por otro lado también es cierto: cuando los niveles de vitamina D3 en la sangre no son óptimos, el sistema inmunitario, el sueño profundo y el metabolismo se deterioran.

En mis investigaciones, encontré que, como muchos de los seres humanos en el mundo moderno de hoy en día, mis niveles de vitamina D3 durante años, incluso décadas, no eran los ideales. Por eso, por más que durmiera, no podía conseguir un sueño profundo ni sentirme totalmente descansado. Por eso tenía problemas de obesidad, mi sistema inmunológico tenía dificultades para combatir las infecciones. Tenía poca energía, fatiga y baja autoestima. Lo que describo sobre mí, es lo que muchas otras personas también sufren. Es una condición la cual para fácil referencia he llamado "síndrome de invierno", del cual hablaré más adelante.

Después de hacer estos descubrimientos y conexiones, llevé a cabo varias encuestas con mis pacientes y me enteré de sus problemas crónicos de sueño. Hablo de miles de pacientes a los que hice una serie de preguntas detalladas solo para descubrir que, como yo, ellos tampoco tenían éxito en conseguir un sueño reparador profundo. Sus problemas de peso y su propensión a los virus eran problemas que yo ya estaba familiarizado como su médico. Al parecer, todos estábamos sufriendo durante años la falta de niveles óptimos de vitamina D3. Todos estábamos sufriendo el síndrome de invierno y ni siquiera lo sabíamos.

El síndrome de invierno y la dosificación óptima

Este libro traza el camino que hice para restaurar tanto la salud de mis pacientes como la mía con una dosis óptima de vitamina D3. Como podrán ver, no soy la única persona que ha experimentado el milagro que puede llegar a ser usando la dosis óptima de vitamina D3. Después de establecer un nivel óptimo de vitamina D3 en la sangre y asegurarse de sus beneficios, así como de ser totalmente seguro, empecé con muchos de mis pacientes en este mismo plan. Ahora, ocho años después, tengo miles de pacientes que atestiguan el increíble, notable y casi milagroso cambio en su salud debido a la dosis óptima de vitamina D3. A continuación, presento algunas de las opiniones de mis pacientes sobre la experiencia que han tenido tomando vitamina D3 en dosis óptimas:

Hace dos años, el Dr. Somerville me inició en la toma de suplementos de vitamina D3 en lo que él llamaba "dosis óptimas". Estaba dispuesto a probar cualquier cosa que funcionara. Casi de inmediato, en pocos días, empecé a notar el cambio. Estaba durmiendo mejor. Descubrí que descansaba mejor, que tenía más energía y era más activo. Empecé a pensar de una manera más clara. Fue como si mi cuerpo dijera: "Ok, ahora está todo bien". En seis semanas empecé a notar pérdida de peso–pero sin haber cambiado mis hábitos alimenticios, al menos no conscientemente. En los primeros cuatro meses perdí casi diez kilos. Y permítanme decir que no había hecho nada de ejercicio, ya que estaba demasiado ocupado y no tenía tiempo para ello. Hoy, estoy en ochenta y cuatro kilos (antes pesaba ciento y ocho kilos). Nunca me había sentido tan bien en mi vida. ¡Gracias, Dr. Somerville, y vitamina D3!

–*Lewis Wagner, Laredo, Texas*

Mi oncólogo dice que soy un "milagro" porque mi tipo de cáncer de ovario tiene una tasa de recurrencia del 75% en los primeros años. Estamos en 2018, es decir, cinco años después, ¡y estoy limpia! Realmente siento que la vitamina D3 es un seguro de salud, desde entonces le cuento a todos los que conozco sobre mi historia y que tomen vitamina D3 en dosis óptimas. El Dr. Somerville y la vitamina D3 me salvaron la vida.

–*Laci Moffitt, Laredo, Texas*

A los dos meses [de empezar con la vitamina D3 a niveles óptimos] me sorprendió mi progreso. Empecé a dormir toda la noche, algo que no había hecho en cinco años. El dolor en las piernas y los brazos se volvió manejable. Ahora puedo salir, hacer nuevos amigos y volver a ser feliz. Estoy encantada. La vitamina D3 ha cambiado mi vida. Sigo tomando la dosis óptima cada mañana. Sé que no estaría aquí hoy si no fuera por el Dr. Somerville.

—Cathy Hoxworth, Laredo, Texas

Recientemente fui a tener una resonancia magnética de seguimiento en mi espalda, y el resultado mostró que la degeneración había disminuido considerablemente! También he notado que mi visión ha mejorado, lo que ha sorprendido a todos. Además, mi piel se ve mejor. Antes podía resfriar o tener gripe entre cinco y seis veces al año, pero ahora no me enfermo en absoluto. Duermo el mismo número de horas, pero duermo mejor, de forma más reparadora y tranquila. Antes tenía el colesterol alto y ahora mis niveles han bajado bastante. No he cambiado mis hábitos alimenticios o deportivos en absoluto. Así que lo único a lo que puedo atribuir todas estas cosas positivas es al consumo óptimo de vitamina D3. Le doy todo el crédito al Dr. Somerville y a los suplementos de vitamina D que me recomendó. Ha devuelto mi vida a la normalidad.

—Brent Mainheart, Laredo, Texas

Comentario: puede encontrar descripciones más detalladas de las experiencias de los pacientes que han tomado vitamina D3 en el apéndice al final de este libro. Una dosis óptima de vitamina D3 me salvó la vida, me devolvió la salud y ha hecho lo mismo con miles de personas. Este es el milagro que este libro va a exponerte, para que puedas entender cómo funciona la vitamina D3 en tu cuerpo, y a partir de ahí, puedas optar por mejorar tu salud y empezar a tomar dosis óptimas de vitamina D3 también.

Composición del libro

Este libro no pretende ser una referencia exhaustiva, sino más bien una guía. Al comienzo proporciono los antecedentes de cómo llegué a interesarme por las vitaminas y los suplementos. Explico el efecto que estos suplementos, y en particular la vitamina D3, tuvieron y siguen teniendo con mi propia salud.

A continuación, encontrará capítulos dedicados a explicar por qué y cómo funciona la vitamina D3 en su cuerpo -y cómo sus niveles en la sangre, ya sean subóptimos u óptimos- afectan determinados aspectos de la salud. Cuando los niveles de vitamina D3 en la sangre no son óptimos, se produce el síndrome de invierno, el cual predispone una serie de condiciones de salud graves, como la obesidad, la diabetes de tipo 2, las enfermedades cardíacas y la hipertensión. Yo sostengo que el síndrome de invierno es una epidemia que padece la mayor parte de la población estadounidense, sin conocimiento de ello.

Con esta guía podrás aprender cómo una dosis óptima de vitamina D3 puede revertir el síndrome de invierno, para que puedas disfrutar de un sistema inmunológico fuerte, un sueño profundo y una mejora en el funcionamiento de los sistemas metabólicos, que para muchos resulta en la pérdida de peso. Encontrarás una amplia difusión de la relación que tiene la vitamina D3 y cada una de estas áreas importantes de la salud: el sistema inmunológico, el sueño y los sistemas metabólicos. No solo aprenderás acerca de los trastornos causados por los niveles bajos de vitamina D3 en cada uno de estos sistemas, sino que también vas a aprender sobre los beneficios que hay al tener los niveles de vitamina D3 óptimos.

A lo largo de este viaje educativo te proporcionaré ejemplos reales de mis pacientes, los cuales han experimentado cambios notorios en su salud, particularmente en lo que respecta a las condiciones específicas que sufrían, después de comenzar con la dosificación óptima de la vitamina D3. Dado que la dosis óptima de vitamina D3 ha tenido un impacto positivo en mi vida y la de muchos de mis pacientes, comparto sus historias, con el fin de brindar más información sobre los poderes curativos de la vitamina D3. De este modo, podrás preguntarte: "¿Me ayudará una dosis óptima de vitamina D3? ¿Tiene sentido que yo también lo intente?".

Con estas preguntas en mente, a continuación una lista de los diversos beneficios que pueden resultar del consumo de la vitamina D3 en niveles óptimos de dosificación. Por favor, asegúrate si alguno se ajusta a tus propias necesidades de salud. Una dosis óptima de vitamina D3 ayuda a:

- eliminar la apnea del sueño,
- eliminar el síndrome de piernas inquietas,
- restaurar el sueño profundo y reparador,
- permite despertar descansado y lleno de energía,
- prevenir o eliminar los ronquidos,
- prevenir alergias,
- eliminar la gripe,
- eliminar el trastorno del espectro autista,
- eliminar la demencia,
- eliminar el Alzheimer,
- prevenir la enfermedad de Lyme y otras enfermedades virales,
- prevenir el cáncer,
- prolongar la vida de alguien con cáncer,
- combatir la tuberculosis,
- restaurar su peso corporal ideal, lo que para muchos implica la pérdida de cantidades masivas de peso,
- mejorar el apetito para saciarse fácilmente y no tener tantos antojos de comida,
- bloquear la absorción de grasa innecesaria y excesiva (la mayoría),
- aumentar el metabolismo en un 20-30%,
- aumentar la fuerza muscular en un 30-40%,
- aumentar la fertilidad,

- aumentar la energía en un 20-30%,
- retrasar el envejecimiento,
- cerrar heridas,
- combatir infecciones bacterianas como el SARM,
- prevenir la diabetes,
- prevenir la esclerosis múltiple,

Dado que la vitamina D3 desempeña un papel importante en el sistema inmunológico, la conciliación del sueño y los sistemas metabólicos, tiene sentido que tenga efectos de tan largo alcance, que pueden ser increíblemente positivos cuando los niveles de vitamina D3 son óptimos.

Superar la resistencia

Desafortunadamente, muchos integrantes de la comunidad médica, el gobierno y la industria farmacéutica no estarán de acuerdo conmigo. Por esta razón, he optado por incluir en este libro más datos y referencias científicas y médicas de las que tú probablemente desearías leer. Sin embargo, creo que es importante que entiendas cómo he llegado a las conclusiones que este libro expone.

Mi enfoque es controvertido. Hoy en día, cualquier idea que incomode a los demás suele ser atacada. Esto es especialmente cuando el beneficio, el dinero o el control están en peligro. Ofrezco este libro para compartir información valiosa con un gran número de personas, de modo que cada vez más gente—además de mis miles de pacientes—puedan utilizarlo para mejorar su salud. No espero obtener ningún beneficio o lucrarme. Este libro no es una artimaña para convencer a la gente que se inscriba en algún programa costoso que ofrezca o para que compren algún suplemento caro de vitamina D3 que deban seguir tomando por el resto de su vida. Para nada es ese mi objetivo. Tampoco estoy vendiendo o promocionando algún producto o servicio. De hecho, al compartir esta información sobre la vitamina D3 con mis pacientes, el resultado ha sido que miles de ellos han mejorado su salud en general. En consecuencia: van a mi consulta con muy poca frecuencia, sobre todo si lo comparamos con antes. Aunque la mejora de su salud podría perjudicar el negocio de mi consulta, esto no me desanima. Por lo contrario, estoy encantado por ellos, y quiero lo mismo para ti y para todo el mundo. Al fin y al cabo, la razón por la que soy médico es porque curar es mi vocación.

Cabe aclarar que, aunque estoy seguro de que mis teorías son auténticas, estoy igualmente seguro de que muchos opondrán resistencia. Sin embargo, tengo que admitir que es necesario también investigar más a fondo sobre el papel que tiene la vitamina D3 en nuestra salud. Como encontrará en este libro, hago un llamado a la comunidad de médicos investigadores con el fin que se invierta más tiempo en esta investigación, la cual es crucial. Nos queda mucho por aprender sobre lo que la vitamina D3—en niveles óptimos— hace y ofrece, así que espero que se pongan en marcha más estudios académicos rigurosos sobre este tema. Esto seguramente será de gran apoyo y esclarecerá los beneficios de esta vitamina milagrosa.

Desde luego, un libro no puede sustituir la interacción directa entre médico y paciente. El objetivo debe ser trabajar conjuntamente con un médico que pueda comprobar tus niveles de vitamina D3 en la sangre y vigilar cualquier posible efecto secundario. Esto es algo que hago con todos mis pacientes que toman una dosis óptima. Asimismo que tales reacciones adversas son extremadamente raras—y este es un tema explorado en profundidad en el libro—pero aun así, es necesario consultar a un médico. Si su médico es poco receptivo con la idea de recetar una dosis óptima de vitamina D3, puede optar por un médico que sí lo esté y trabajar de la mano con él.

La dosis óptima de vitamina D3 salvó—y sigue salvando—mi

vida. Salvó—y sigue salvando—la vida de miles de mis pacientes. Mi mayor anhelo es que tú también puedas experimentar el milagro de una dosis óptima de vitamina D3. Por favor, no dudes en ponerte en contacto conmigo si tienes alguna pregunta, duda o idea a medida que avanzas en este emocionante viaje para mejorar tu salud: www.vitamindblog.com.

Capítulo 1

Como Me Enseñó Mi Madre

Soy médico y siempre he querido mejorar la condición humana. Este capítulo cuenta la historia de ese viaje y de cómo la vitamina D3 ayudó a que eso sucediera. Empezaremos con mi infancia, luego mis años de universidad, el accidente en bicicleta que me cambió la vida mientras era médico residente, y mis años como profesional trabajando para ayudar a los demás, en particular la osteoporosis y la apnea del sueño, así como la condición que amenaza mi vida. Mi viaje hacia el descubrimiento de la vitamina D3 comenzó, en realidad, con mi madre y su aprecio por los suplementos—que es por donde empezamos.

Creciendo con el aceite de hígado de bacalao

Desde que tengo uso de razón, mi madre era una devota de los suplementos. Siempre nos atiborraba a mis dos hermanos y a mí de vitaminas, minerales y suplementos. La estantería de nuestra cocina siempre estaba repleta de frascos de suplementos. Había de todos los tipos habituales: vitaminas C y complejo B, junto con los minerales, como el magnesio y el zinc.

El suplemento favorito de mamá era el aceite de hígado de bacalao. ¡Tengo recuerdos muy vivos de tener que tragar cucharadas de esa cosa!. Aunque mis hermanos y yo hacíamos todo lo posible por evitar ese brebaje, nunca pudimos librarnos.

Ahora, años después, agradezco la persistencia de mi madre. El aceite de hígado de bacalao ha ayudado a mi cuerpo a desarrollar una mejor base celular. De adulto, después de una operación de columna vertebral, un joven ortopedista residente se acercó a mí para decirme—tienes "unos huesos increíbles". Continuó manifestando que mis huesos eran tan buenos, ¡que podría hasta venderlos! Sí, esa fue una anécdota curiosa que se quedó grabada en mi mente. Al recordar la insistencia de mi madre en tomar suplementos, me pregunto si esas primeras vitaminas, minerales y aceite de hígado de bacalao podrían ser la razón de mis huesos resistentes.

En cualquier caso, mi madre me introdujo en este misterioso mundo de sustancias que no eran ni medicamentos ni alimentos. Mientras crecía, daba por sentado que los suplementos eran algo normal y nunca pensé mucho en ellos, pero eso cambiaría.

Otro suceso temprano que da ejemplo de mi relación positiva con los suplementos y que muestra mi naturaleza ingeniosa ocurrió cuando estaba en la escuela secundaria. Por aquel entonces tenía un trabajo ayudando a repartir pequeñas casetas prefabricadas que la gente utilizaba para guardar podadoras y herramientas de jardín. La tienda estaba en la calle principal de Conroe, Texas, en una gasolinera que llevaba cerrada mucho tiempo.

Para familiarizarme con el espacio, recorrí el edificio. Al fondo, en una plataforma de hormigón, me encontré con unas colmenas. Por supuesto, no esperaba encontrar tal cosa allí. Con el paso de los días, no tardé en buscar al apicultor. Fue entonces cuando conocí a Joe Bob, que no tardó en instruirme en el cuidado de un colmenar.

En pocas semanas tenía mis propias colmenas, una que le compré a él y otra que adquirí acorralando un enjambre de abejas silvestres que encontré por casualidad. Coloqué ambas en el patio trasero de mi casa. Joe me enseño como evitar ser picado al abrir la parte superior de las colmenas de madera para inspeccionar las abejas y los panales de miel. A pesar de sus instrucciones, siendo un novato, me picaron muchas veces.

En aquella época, tenía el cabello negro, grueso y rizado, y eso es atraía mucho a las abejas. Supongo que las abejas me confundieron con un zorrillo o quizá con un oso. Después de atacar mi pelo, que les resultaba impenetrable, me picaban en el lugar más descubierto cerca de la cara, alrededor de los ojos.

La zona alrededor del ojo afectado se hinchaba bastante, lo que normalmente estaba bien, ¡excepto cuando tenía una cita! En el instituto, la apariencia lo es todo. Una cara hinchada no me favorecía para nada a la hora de coquetear. Para que la hinchazón se redujera por sí sola, tenía que pasar al menos una semana. Sin embargo, con una cita pendiente, necesitaba una solución más rápida y eficaz.

Buscando esa solución, recordé la confianza que tenía mi madre en los suplementos. Así que fui a la cocina, busqué entre sus tesoros y me tope con sus pastillas de zinc. Decidí tomar varias. Al día siguiente, la reducción de la hinchazón fue sorprendente, especialmente en comparación con otras veces en las que había dejado que la picadura se curara por sí sola. Al día siguiente volví a tomar varias pastillas de zinc. De repente, al tomar esta dosis todos los días, la hinchazón disminuyó en una fracción del tiempo habitual.

Desde pequeño, me ha gustado experimentar, siendo este caso un ejemplo.

Y esta experiencia con el zinc se me quedaría en mi mente. No fue hasta años después, cuando estaba terminando la universidad, que volví a prestar atención a cuán eficiente eran los suplementos, las vitaminas y los minerales.

Los Suplementos Salvan el Día, de Nuevo

Como tenía mucho tiempo libre en el último semestre de la universidad, empecé a entrenar para un triatlón. Nadaba entre un kilómetro y medio o tres, corría ocho o diez kilómetros, o montaba en bicicleta sesenta u ochenta kilómetros en cada sesión de entrenamiento.

Al principio del entrenamiento, mi dieta era la habitual durante la universidad. Consistía en un ciclo de tres días comiendo las mismas cosas, una dieta típica de un estudiante universitario que ahorraba. La primera noche, comía perrito al chili, la siguiente noche, tacos con chile, y la última noche raviolis de Chef Boyardee. Luego repetía este ciclo de tres días. Aunque no era muy creativo, me funcionaba y era rápido, fácil y me sabía muy bien.

Con el tiempo y el ejercicio extenuante, mi apetito cambió. Ya no sentía deseo por comer carne. Así que cambié mi dieta y empece a comer muy poca carne. En ese momento no relacioné este cambio de dieta con lo que sucedió después.

Comencé a desarrollar fatiga. Estaba tan cansado que no tenía energía para hacer ejercicio. Por su puesto no me reconocía, ya que me encantaba hacer ejercicio. Al principio, pensé que seguramente había entrenado en exceso. Mi cuerpo y mi mente querían seguir, pero mi cuerpo no daba para más.

A continuación, empecé a analizar las posibles causas de la fatiga: ¿emocionales, espirituales o un problema con mis entrenamientos? Las descarté. Entonces me di cuenta de que lo único que había cambiado era mi apetito y mi dieta. Mi gusto había cambiado. Cada vez comía más verduras. Arroz y menos carne.

Se me ocurrió que algo faltaba en mi dieta. La deficiencia de vitaminas era una posibilidad. Había aprendido en la facultad de bioquímica que las deficiencias vitamínicas pueden causar enfermedades, como el escorbuto y el beriberi. No, no pensaba que estaría contrayendo alguna de estas enfermedades.

Como mi fatiga parecía estar relacionada con el metabolismo, supuse que algún factor clave estaba fallando. Pensé que la deficiencia más probable que podía estar experimentando era una deficiencia de vitamina B. Empecé a tomar complejo B, y en pocos días mi fatiga desapareció. Al igual que antes con el zinc, ahora vi cómo los efectos de un suplemento vitamínico podían tener resultados inmediatos y sorprendentes. Esta fue otra visión importante de cómo funciona el cuerpo y la forma en que responde a los suplementos, vitaminas y minerales. De nuevo, un problema resuelto gracias a la influencia de mamá.

Formación médica: Occidente y Oriente

Durante la carrera de medicina aproveché cualquier oportunidad para aumentar mi comprensión sobre la salud humana. En la Escuela de Medicina McGovern teníamos un retiro anual antes de nuestro primer año. Participé de este programa. Mientras estaba con un grupo de compañeros de medicina, conocí a John Ribble, MD, un internista de la escuela de medicina que más tarde se convertiría en decano.

Mientras estaba hablando con él, mencionó un programa de intercambio anual en el que McGovern participaba con la Universidad Médica de Capital (CMU) Pekín, China. Me encantaba viajar y la idea de ir a un lugar lejano, como China, me resultaba emocionante, al igual que la idea de aprender sobre la medicina tradicional china. Esa noche decidí que iba a participar en el intercambio. Las posibilidades no eran grandes, ya que cada año solo seleccionaban a diez estudiantes de 240 para ir. Este programa de intercambio iba a tener lugar durante los últimos meses de nuestro cuarto año de la facultad de medicina, así que tuve un tiempo para lograrlo: ¡casi cuatro años!

En los cuatro años siguientes hice lo que sabía que haría falta. Gracias al trabajo duro, obtuve un rendimiento lo suficientemente bueno en la facultad de medicina como que me eligieran para ir. La experiencia en China amplió completamente mi apreciación por métodos que iban más allá de la medicina tradicional de occidente, en la que yo (como todos los médicos estadounidenses) me formé. Como estudiante universitario, me especialicé en ingeniería química y no aprendí mucho de medicina como tal. Tras cuatro años en la facultad, aprendí sobre la medicina occidental, pero muy poco sobre otros tipos de medicina.

La experiencia en China me abrió los ojos. Al conocer su sistema médico de 5.000 años de antigüedad, me di cuenta de que había otros sistemas legítimos además de los que había conocido en la facultad de medicina.

Uno de los estudiantes que conocí en China me explicó la diferencia entre la medicina occidental y la medicina tradicional China. En su opinión, la medicina occidental se podría comparar con la gasolina mientras que la medicina tradicional china con el queroseno. La medicina occidental, como—la gasolina—es muy potente y se necesita cuando todo lo demás falla. La medicina tradicional china, como—el queroseno—era de combustión lenta. Aunque era menos potente, se utilizaba mejor para prevenir enfermedades.

Ahora era consciente de que había otras formas de tratar las enfermedades. Empece apreciar y tener respeto por la medicina China porque promovía la intervención lo antes posible en el tratamiento para obtener los mejores resultados. La prevención era una opción eficaz.

El efecto curativo de un médico comprometido: Una experiencia de primera mano

Al regresar de China con nuevos conocimientos en la medicina, era el momento de "el llamado". Esto se produce al final de los estudios de medicina, cuando los estudiantes ya saben dónde van a realizar la residencia. Mi objetivo: cirugía general en el Centro Médico de la Universidad de Massachusetts en Worcester, Massachusetts. Allí es donde me pasé los siguientes cinco años de mi vida. ¡Hablando de mi experiencia en tierras lejanas!

Como he dicho, me gusta viajar y el crecimiento personal que ello conlleva.

Worcester, Massachusetts, era muy diferente de cualquier lugar en el que había vivido hasta entonces. Con el tiempo me adapté a todo lo nuevo. Durante la residencia cambié mi formación de cirugía general a anestesia. En cirugía general era "normal" trabajar cientos de horas a la semana. Ahora, en anestesia, solo trabajaba unas ochenta horas a la semana. La diferencia era enorme, ¡tanto que llegué a pensar que no estaba trabajando! Este cambio de formación me proporcionó una cantidad significativa de tiempo libre. De nuevo empecé a hacer ejercicio, algo para lo cual no había tenido tiempo como residente de cirugía. Como cuando entrenaba para un triatlón años antes, volví a montar en bicicleta. La zona de Worcester tenía unos paisajes preciosos que hacían que montar en bicicleta fuera aún más agradable.

Al poco tiempo de comenzar mi residencia en anestesia, mientras realizaba un recorrido de ochenta kilómetros en bicicleta, mi vida cambió. Salí con otros tres residentes de anestesia en un viaje de ida y vuelta al Monte Wachusett. En el camino de vuelta, tuve un accidente grave mientras descendía la montaña. Lo que me dejó parapléjico. Esto ocurrió el 5 de agosto de 1990.

Pasar de ser muy activo en el deporte a estar en silla de ruedas fue un gran cambio, por no decir otra cosa. Antes utilizaba mis habilidades físicas para resolver problemas. Ahora no podía.

Alrededor de cuatro meses después del accidente y con mi nueva vida en silla de ruedas, empecé a tener graves problemas de salud. Esto supuso otro gran cambio, ya que antes siempre me jactaba de no tener dolencias, salvo cosas comunes. Nunca había tenido una fractura o un problema de salud importante.

Después del accidente y una vez que empecé a tener problemas de salud graves, me quedó claro que hay grados de enfermedad. Hasta que una persona no padece algo grave, las enfermedades comunes, como una gripe o un virus gastrointestinal, son pequeñeces. Supongo que por eso es tan fácil para quienes no han estado nunca enfermos o padecido alguna enfermedad crónica y debilitante no tengan ni idea o juzguen sin saber a quienes padecen estas enfermedades graves.

Al principio, mi recuperación fue buena, pero, como ya he dicho, a los cuatro meses tuve graves problemas de salud. En primer lugar, sentía mucha fatiga. Uno de los muchos síntomas era la hinchazón de los muslos. También tenía sudoraciones nocturnas que empapaban las sábanas y me despertaba agotado y exhausto.

Como en aquella época aún era residente de anestesia, me costaba incluso el simple hecho de llegar al trabajo. A primera hora de la mañana, usaba toda mi energía para soportar las náuseas y las arcadas, unos de los síntomas. No era propio de mí llegar tarde al trabajo o faltar al mismo. Si lo hacía, uno de mis compañeros residentes tenía que cubrirme, y eso no me creaba muchos amigos.

Hasta ese momento, siempre había podido dormir bien. Pero ahora sufría falta de sueño reparador profundo (SRP). Después del SRP una persona se despierta renovada. Era la primera vez en mi vida que mi SRP desaparecía durante un tiempo.

Antes del accidente y de la enfermedad, el ejercicio me aseguraba un buen descanso. Sin embargo, en ese momento estaba demasiado enfermo para hacer ejercicio. Aunque en el pasado apreciaba mi sueño, una vez que lo perdí, fue cuando me di cuenta lo verdaderamente valioso que era. En ese momento, día tras día, sentí que mi energía se agotaba fácilmente y era incapaz de llevar una vida normal.

Como ya he explicado, estos problemas médicos eran nuevos para mí. Fui a ver a muchos médicos con la idea de encontrar una solución, pero nunca pudieron averiguar la raíz del problema. No había duda de que padecía alguna enfermedad. El Dr. Will, mi médico de entonces, me diagnosticó miositis osificante. La miositis osificante (MO), también conocida como Osificación Heterotópica; consiste en que los músculos y los tendones se calcifican en la zona afectada. Este diagnóstico nunca se confirmó ni se determinó de forma concluyente.

A pesar de este diagnóstico poco vago, el Dr. Will no dudó en mí en ningún momento ni desistió de ayudarme. Esto hizo que como médico, me diera cuenta de algo importante: aunque la enfermedad del paciente no esté catalogada o diagnosticada, no significa que no exista. Ni por ello, que no pueda causarles dolor y sufrimiento.

Aunque en muchos libros escritos por médicos se insiste en la importancia de empatizar con el paciente, en la vida real la mayoría de los médicos no lo hacen. Por desgracia, muchos médicos en ejercicio creen que si no pueden ponerle nombre a lo que un paciente describe, entonces no es real.

Mi experiencia como médico y como paciente durante mucho tiempo me ha dado una perspectiva más amplia. He comprobado que muchos médicos que gozan de una buena salud creen que tienen el control sobre ella. También creen que siempre tendrán este control. No pueden o no quieren tener empatía, entender o creer a los pacientes con una enfermedad que no es reconocida. Desde luego, este no era mi caso ni mucho menos mi punto de vista.

Después de mi accidente, pasé el primer mes en la UCI del hospital universitario de la Facultad de Medicina de la Universidad de Massachusetts en Worcester. Luego estuve los siguientes tres meses fuera de mi residencia en la Administración de Veteranos de West Roxbury, en Boston, Massachusetts, donde me recuperaba del accidente de bicicleta. Durante estos meses, mi hija de tres años y mi mujer que estaba embarazada de ocho meses vivieron en Worcester. También estaban intentando adaptarse a lo que había acontecido. Al mismo tiempo, el programa de residencia estaba llevando a cabo unos cambios, ya que yo había dejado claro que iba a volver a trabajar. Los del centro médico de la Universidad de Massachusetts hicieron lo posible para que esto sucediera, pero estoy seguro de que fue bastante estresante. Ningún médico en formación de residencia allí se había quedado parapléjico nunca y había vuelto a trabajar como médico residente. En aquel momento, puede que de hecho, no hubiera ninguno en todo el país en esta misma situación.

En mayo de 1991, cuatro meses más tarde, justo después de que todo el mundo, incluido yo, se hubiera adaptado a esta situación, un médico reconocido, llamémosle Dr. Trey, escribió una reseña de cinco páginas sobre mí. El Dr. Trey tenía fama entre los demás residentes y profesores de la facultad de medicina de ser estricto con los residentes. Normalmente atacaba a los más brillantes. En aquel momento yo no lo sabía. Con esta nueva enfermedad desconocida y un médico que arremetía con furor, mi futuro estaba en riesgo.

Un mes después, en junio de 1991, casi como por arte de magia, mi médico encontró la solución para la misteriosa enfermedad. No, él no encontró el diagnóstico, pero me recetó un medicamento llamado diclofenaco, un antiinflamatorio no esteroideo (AINE) utilizado para tratar el dolor y la inflamación.

Esto me funcionó muy bien, ya que remedio la sudoración nocturna, las náuseas y los vómitos, así como la fatiga.

Años después, tratando de encontrar una alternativa más segura, probé todos los demás tipos de AINE, pero ninguno funcionó. Si el Dr. Will no me hubiera recetado este en particular, probablemente nunca habría terminado mi residencia.

Con la prescripción del Dr. Will (en el momento oportuno) pude recuperar el ritmo, como dicen. Si no lo hubiera hecho, aquel médico exigente podría haber saboteado mi residencia y mi vida. Afortunadamente, pude entonces terminar mi residencia de anestesia. Y no solo eso, sino también prosperar.

Pronto no solo fui jefe de residentes, sino que obtuve una de las mejores puntuaciones del país en el examen nacional en servicio. Con este logro, pasé a ser médico en ejercicio. Y lo que es más importante, a través de la experiencia con esta misteriosa enfermedad aprendí el tremendo poder curativo de un médico diligente. ¡Gracias, Dr. Will!

Otro desafío

Con la misteriosa enfermedad bajo control gracias al diclofenaco, el tiempo pasó volando. A comienzos de mis cuarenta años, casi una década después de terminar la residencia. Fue entonces cuando fui picado por lo que supongo que era una araña reclusa marrón, más conocida como la araña violinista, lo cual desencadenó una caída en picada de mi salud un poco abrumante que debilitó completamente mi cuerpo durante más de diez años

Una mañana al despertarme, encontré el lugar de la picadura. Estaba situada en mi cadera izquierda. Al ser parapléjico, no tenía sensibilidad en esta zona del cuerpo (aunque más tarde me di cuenta de que tenía receptores de dolor intactos en los tejidos de esta zona del cuerpo). La picadura, cuando la vi, era del tamaño de una moneda dólar de plata, pálida, translúcida y plana con un punto en centro de color negro.

Esta picadura ocurrió justo el día en que regresaba a casa desde el Parque Nacional de Big Bend. Una vez en casa, busqué atención médica del Dr. Stan, un amigo que es cirujano plástico que trataba heridas.

A pesar de la atención prestada, la situación empeoró. Por un lado, tenías un parapléjico que pasó mucho tiempo sentado. Además, la hinchazón que tenía en los muslos por la misteriosa enfermedad sin diagnóstico que tuve por primera vez en la facultad de medicina no se había resuelto del todo. Adicional a ello, las largas jornadas de trabajo con una agenda saturada de pacientes y muchas horas extra, provocaron que la herida se infectara. Empecé a sentirme mal con temperaturas muy altas y esto provocó que la herida creciera desproporcionadamente. De inmediato mi estado de salud empezó a deteriorar. Lo que había comenzado como una pequeña herida en la pierna ya se había vuelto algo grave.

Esto en parte a que seguía trabajando y que pensaba que la herida de picazón por sí sola iba a desaparecer, de repente la zona donde me pico la araña contraje lo que se conoce como: fascitis necrosante, una infección bacteriana potencialmente mortal que destruye el tejido bajo la piel. Esto fue el comienzo de ocho largos años donde sufrí bastante Por otra parte, este hecho fue lo que me llevó a crear el suplemento que salvó mi vida y que acabaría beneficiando no solo a mí, sino también a muchos otros (¡y este es precisamente el tema de este libro! Pero permítanme seguir contándoles la historia de mi viaje hacia la vitamina D3).

La infección se agravó a tal punto de que fui trasladado en un avión equipado con una ambulancia al Hospital Metodista de Houston. Allí fui atendido debidamente. Tuve una recuperación extensa y difícil. Fueron necesarias muchas intervenciones quirúrgicas. Los médicos especializados tuvieron que cortar el tejido muerto. El resultado de la incisión fue tan grande que recorría toda la parte exterior del muslo desde mi rodilla izquierda hasta la parte inferior de la columna vertebral, lo cual me dejó una cavidad grande en esta región del cuerpo. Con grandes cantidades de antibióticos por vía intravenosa y un cuidado considerado para tratarme, finalmente me dieron el alta para ir a casa.

La herida de la mordedura de araña y el desbridamiento seguían abiertos y sumando. Debido a su profundidad, longitud e invasión bacteriana, era imposible que la herida cerrara por el contrario se extendió. La herida estaba abierta, supuraba e invariable. Para estimular la curación de la herida y poder cerrarla, el cirujano plástico del Methodist me envió a casa con un VAC (tratamiento avanzado de cicatrización de heridas). Se suponía que la succión aceleraría la cicatrización de la herida y drenaría los fluidos que se filtraran para evitar un desastre. Mi VAC consistía en un vendaje conectado a la succión suministrada por un pequeño dispositivo del tamaño de un bolso pequeño.

Debido al tamaño y la complejidad de la herida, era necesario que una enfermera cambiara las vendas a diario. Un material negro y esponjoso que estaba en la herida la mantenía abierta y evitaba que se colapsara, permitiendo así la succión. La enfermera tenía que cortar este para que se ajustara y rellenara la herida.

La enfermera también tuvo que cortar trozos de cinta adhesiva para cubrir la herida y también de alguna forma juntar los tubos de plástico en un extremo a la cinta que cubría la herida. En el otro extremo, la enfermera conectó el dispositivo de succión y un bote desechable para ayudar a recoger los fluidos. Se tardó alrededor de una hora vendar la herida de la manera correcta. El apósito debía cambiarse cada dos días. Mientras que los botes de plástico que se llenaban con lo que brotaba de la herida debían cambiarse una vez al día. Al final todos estos cuidados fueron necesarios durante más de diez años. Digamos que—el plan VAC no funcionó como estaba previsto.

Incluso con la herida abierta y el tratamiento que esto conlleva, no me rendí en ningún momento y me esforcé por recuperar mi vida. Estaba agotado, si, pero tenía responsabilidades: mi familia, facturas que pagar y por supuesto consultas médicas. Durante los años siguientes tuve fiebre y me sentía con muy poca energía. Esta enfermedad crónica me provocaba anemia y la pérdida total de apetito. Aun así, tuve que seguir adelante trabajando e intentando sacar lo mejor de esta situación.

Más adelante, en una visita al hospital de Houston, mi médico decidió cambiar el tipo de esponja para las heridas. Ya no usaría la negra. En su lugar, utilizaría una blanca y firme. Este cambio acabó causando un gran problema que ninguno de nosotros previó hasta que fue demasiado tarde. La esponja blanca acabó obstruyendo la arteria femoral en la cabeza de mi fémur izquierdo. Esto provocó que el hueso desarrollara una necrosis vascular, que es la muerte del tejido óseo por falta de suministro de sangre. Mientras la articulación ósea del fémur sucumbía, semanas después la herida de la picadura de araña emanaba pequeños trozos de hueso.

Como resultado: mi fémur se desprendió de la pelvis. Así que cuando me sentaba, la pérdida de apoyo de mi pierna a la pelvis hacía que esta rotara. Mi cuerpo acabó girando hacia la izquierda (la conexión entre el fémur y la pelvis de la derecha no se vio afectada lo cual era normal). Esta rotación hacia la izquierda provocó un aumento de la presión en mi nalga izquierda y en la piel. Ahora permítanme explicar por qué esto terminó siendo un gran problema.

Imagínese un automóvil con baja presión de aire en los neumáticos de un lado. En esa situación, la baja presión en un lado hace que el peso del automotor se incline hacia ese lado. Como resultado, en el lado de baja presión, los neumáticos se desgastan más rápido. La pérdida de mi cabeza femoral izquierda hizo lo mismo. Este aumento de la presión al estar sentado me hizo correr el riesgo de sufrir una úlcera por presión.

Siendo parapléjico, cuando no estoy en la cama, que es la mayor parte del tiempo, me siento y pongo peso sobre mis glúteos. Con una lesión medular, las úlceras por presión pueden ser complicaciones comunes y difíciles de afrontar. Estas dan lugar a infecciones incurables, celulitis, infecciones óseas y articulares, e incluso cáncer y sepsis.

Años atrás, tras sufrir la lesión medular, aprendí a estar atento para evitar cualquier úlcera causada por presión. Para prevenirlas cuando me sentaba en la silla de ruedas, utilizaba un cojín de asiento JAY. Este cojín especial distribuye mi peso para ayudar a evitar las úlceras por presión. Sin él, el hecho de estar sentado durante mucho tiempo haría que mi piel y mis tejidos murieran por falta de flujo sanguíneo. Con el cojín JAY tuve que preocuparme por las úlceras por presión. En los años anteriores no había tenido ni siquiera una.

Para solucionar esta complicación de las úlceras por presión, mi médico me ingresó de nuevo al Hospital Methodist para realizar dos operaciones. Una de ellas, La artroplastia de resección de Girdlestone, consistía en reparar el fémur que estaba fracturado. El cirujano removió la cabeza del fémur con el fin de evitar más daños en los músculos de esa parte del cuerpo. Sin embargo, esta intervención conectaría la cabeza del fémur con la pelvis. Tampoco reduciría la presión que ejercía en mi nalga izquierda.

La segunda operación consistía en cerrar la herida. En ella, el cirujano haría girar parte de mi músculo cuádriceps izquierdo para rellenar la herida. El músculo proporcionaría una fuente de sangre adicional al tejido de la herida para cerrarla.

El cierre de la herida y la artroplastia de resección de Girdlestone fueron un éxito. Las cosas empezaron a marchar muy bien después de eso. Pude seguir trabajando, mantener a mi familia y sobrevivir, pero no prosperar mucho.

Entonces, unos tres meses más tarde, desarrollé una nueva úlcera por presión en mi zona isquiática izquierda, que se encuentra en la zona de la cadera y glúteos. Después de solo tres meses sin heridas, volví a sufrir una herida crónica.

Podrías pensar que me daría cuenta de que tenía una nueva herida antes de que se desarrolle. Pero al ser muy insensato y tener muy poca experiencia con las úlceras por presión, no me di cuenta de que tenía una nueva herida. Así que empecé a tratar más la herida. Durante los siguientes siete años, esta úlcera requirió de continuos tratamientos con VAC, los mismos que se han descrito anteriormente, con cambios de apósitos cada dos días. Continué con constantes fiebres, fatiga, anemia y niveles bajos de proteínas en la sangre. Un efecto secundario de la constante y severa enfermedad fue la pérdida de apetito y por tanto la desnutrición, más la pérdida de proteínas de la herida, dificultaron la curación.

Tenía una familia a la que sustentar, una esposa y dos hijas. De lo contrario, ¿qué sentido tenían todos los sacrificios que habíamos hecho para que yo pudiera ser médico? Comprendí que necesitaba trabajar. Mis hijas querían ir a la universidad, y mi mujer y yo estábamos de acuerdo, pero las universidades, especialmente las buenas, son costosas.

Continúe trabajando, pasando algo de tiempo con los amigos y la familia, pero no mucho más. La tensión de mi enfermedad era grande. Este padecimiento y el hecho de trabajar más de la cuenta me estaban matando. Mi estado era tan delicado que tenía que ser ingresado con frecuencia en el hospital. La mayoría de las veces era para transfusiones de sangre o para tratar infecciones. Otros intentos de cerrar heridas fracasaron debido a la desnutrición.

Trabajaba muchas horas durante toda la semana. Los fines de semana pasaba la mayor parte del tiempo durmiendo para recuperarme de lo que acontecía durante la semana. La rutina típica de mi semana de trabajo eran jornadas de más de doce horas en la oficina. Después de cada jornada laboral, volvía a casa, comía, pasaba un rato con la familia y me acostaba temprano. El problema era la calidad de mi sueño.

La cantidad de horas que dormía eran adecuadas e incluso excesivas, pero a pesar de ello no eran en absoluto reparadoras. Puede que se te pase por la cabeza: "Oh, está deprimido y por eso no concilia un sueño reparador profundo". Aunque tenía todos los motivos para estarlo, no estaba deprimido, ya que siempre he sido capaz de sentirme a gusto con muy poco. Como mi abuelo, George H. Bowman, Jr., me dijo una vez: "Si no estás satisfecho con poco, nunca estarás satisfecho con mucho". Esta frase me impactó mucho y, desde entonces, traté de vivir acorde a ello.

Me esforcé por aprovechar al máximo lo que tenía. Pero a medida que pasaban los años, me di cuenta de que no rejuvenecía ni mejoraba mi salud. Llegué a la conclusión de que si mi salud no mejoraba pronto, me quedarían como mucho seis años de vida.

Falta, ¿pero de qué?

Sabía que faltaba algo. De alguna manera, no estaba obteniendo lo que necesitaba. Como cuando estaba terminando la universidad y entrenando para los triatlones, mi mente y mi cuerpo querían continuar, pero algo faltaba. En en ese caso, se trataba de vitaminas del complejo B.

Con mi enfermedad, exceptuando por el trabajo, estaba confinado en casa. No podía hacer ejercicio o salir al aire libre como lo hacía cuando era más joven. El ejercicio me aseguraba un sueño reparador profundo (SRP) y también me ayudó a aliviar el estrés. También tenía dolor crónico, que podría afectar al SRP.

Era consiente de esto: tenía el dolor crónico bajo control, pero faltaba algo, lo que provocaba constantemente que no lograra un sueño reparador profundo (SRP). La falta de ejercicio fue un círculo vicioso: al no hacer ejercicio no lograba el SRP para resolver mi falta de sueño ni fortalecer mi sistema cardiovascular para curar mis heridas y así resolver mi anemia, para de esa manera poder hacer ejercicio. Eso no iba a cambiar pronto.

Bloqueado sin soluciones, comencé a examinar lo que sabía. Estaba más fatigado que antes. A menudo, me despertaba varias veces en la noche. Incluso si dormía toda la noche, me despertaba sintiéndome exhausto como si no hubiera dormido.

Mientras trataba de resolver esto, mis heridas por presión se agrandaron. Esto se debió indirectamente a mi falta de SRP, y sus efectos sobre mi salud general eran preocupantes. Los síntomas de fatiga y el debilitamiento de mi sistema inmunológico empeoraron. Esta enfermedad crónica continuó reprimiendo mi apetito, resultando en una nutrición inadecuada. Esto estaba empeorando aún más mi salud. Mis preocupaciones iban en aumento, especialmente porque estaba envejeciendo y acercándome a los cincuenta.

Estaba claro que mi sistema inmunológico y su capacidad de curar no estaban mejorando con la edad. Esto, en lugar de deprimirme, me motivó a encontrar una solución. Fue en este punto cuando las cosas parecían más graves de lo que yo esperaba. Aquí estaba yo: parapléjico, con heridas supurantes y fatiga crónica. ¿Qué milagro esperaba que me sacara de esto?

Volví a lo que mi madre me enseñó: tal vez la soluciónnserían nuevamente vitaminas, minerales o suplementos.

Al haber leído un artículo sobre los posibles efectos positivos de la vitamina D3 y ver que nada más funcionaba, comencé a experimentar con la vitamina D3 como último recurso. Algo tenía que cambiar.

Recapitulación

Desde la infancia e inicialmente a instancias de mi madre, he visto el beneficio que pueden proporcionar los suplementos, y como saben por el tema de este libro, es un suplemento el que eventualmente marcaría una diferencia que cambiaría mi vida (así como la vida de muchos de mis pacientes y espero que también la de mis lectores). Después del accidente de bicicleta que me dejó en silla de ruedas, mi salud se volvió frágil. Fue en ese momento, cuando estaba en mi entrenamiento como interno para convertirme en médico y al mismo tiempo acudiendo a un médico por mi cuenta para tratar mis problemas de salud, que experimenté de primera mano la diferencia que un médico verdaderamente compasivo y comprensivo hace por la vida y recuperación de un paciente. Mi objetivo es traer ese mismo espíritu solidario a mi clínica como profesional médico. Fue en este estado cuando noté el deterioro de mi propia salud debido a la falta de sueño reparador profundo (SRP)—en particular, mi sistema inmunológico estaba demasiado débil para curar llagas e infecciones—que también investigué la calidad del sueño de mis pacientes. Descubrí que la mayoría de mis pacientes también sufrían de manera similar. Tanto mi propia salud como la de ellos estaban sufriendo mucho debido a esta falta de SRP, y algo tenía que cambiar.

Próximo paso

El siguiente capítulo revela el cambio que experimenté, lo que nos trae de vuelta a lo que mi madre me inculcó en mi infancia: ¡el poder de curación tomando tus vitaminas!

Capítulo 2

El Despertar de la Vitamina D3

Aproximadamente en este momento, comencé a controlar los niveles de vitamina D3 de algunos de mis pacientes y el tratamiento de los que tenían déficit. Para comprobar el nivel de vitamina D3 de una persona y determinar la adecuación o deficiencia, primero necesitábamos una base de referencia. La Tabla 1, a continuación, muestra los valores de los niveles sanguíneos de vitamina D3 del Instituto de Medicina de los Estados Unidos (IOM).[1] Estas guías son también las más utilizadas por los médicos en los EE. UU. Estas pautas utilizan los siguientes cinco niveles para determinar los niveles de vitamina D en la sangre y el grado de deficiencia:

Tabla 1: Niveles sanguíneos de vitamina D y Relevancia

Deficiencia grave	0-10 ng / ml
Deficiencia moderada	11-20 ng / ml
Deficiencia leve	21 a 30 ng / ml
Rango normal	30-100 ng / ml
Excesivo	>100 ng / ml

Las pautas del IOM citan niveles de vitamina D3 por encima de 100 ng / ml como potencialmente tóxicos. Durante el año siguiente descubrí que casi todos mis pacientes tenían deficiencia o estaban cerca de ella. Esto me asombró y me impactó. No esperaba descubrir esto. Esperaba encontrar a una única persona con deficiencia de vitamina D3, pero encontré deficiencias en casi todo el mundo. Esta prueba ocurrió durante el verano de 2010, cuando esperaba encontrar pacientes con niveles sanguíneos de vitamina D3 en su nivel más alto después un verano de elevada eición al sol. Después de todo, la exposición al sol es la principal fuente de producción de vitamina D. Laredo, época más soleada del año, cuando los niveles de vitamina D en la sangre deberían estar en su punto más alto, ¿cómo es que la mayoría de mis pacientes experimentaban una deficiencia de vitamina D? Preguntas adicionales importantes: ¿cuál es la dosis recomendada actualmente de vitamina D para remediar una deficiencia? ¿Cuál es la dosis recomendada actualmente para mantener niveles sanguíneos adecuados?

Las dosis diarias de vitamina D recomendadas por el gobierno de EE.UU. se muestran en la siguiente tabla.[2] Estos valores serán importantes en nuestro análisis a lo largo de este libro.

Tabla 2: Ingestas dietéticas recomendadas (IDR) de vitamina D

Edad	Hombre	Mujer	Gestación	Lactancia
0–12 meses*	400 UI (10 mcg)	400 UI (10 mcg)		
1–13 años	600 UI (15 mcg)	400 UI (10 mcg)		
14–18 años	600 UI (15 mcg)	600 UI (15 mcg)	600 UI (15 mcg)	600 UI (15 mcg)
19–50 años	600 UI (15 mcg)	600 UI (15 mcg)	600 UI (15 mcg)	600 UI (15 mcg)
51–70 años	600 UI (15 mcg)	600 UI (15 mcg)		
>70 años	800 UI (20 mcg)	800 UI (20 mcg)		

* Toma adecuada (TA)

†–Suponiendo que la mujer lactante no tenga deficiencia de vitamina D

Como quería ayudar a los pacientes que estaban bajo mi cuidado y que sufrían deficiencia, hice mi tarea. Leí sobre el tratamiento recomendado en ese momento para la deficiencia de vitamina D según las pautas del IOM.

Empecé a recetar las dosis recomendadas por la Academia Estadounidense de Medicina Familiar (AAFP) de ese momento. En 2010, la dosis recomendada para la deficiencia de vitamina D3 era de 50.000 UI una vez a la semana durante ocho semanas. Una vez que la persona alcanzaba los niveles adecuados, debía tomar de 800 a 1000 UI por día,[3] la dosificación todavía recomendada al momento de la publicación de este libro. El objetivo era aumentar el nivel en sangre de la persona al menos hasta el nivel mínimo normal recomendado, un nivel superior a 30 ng / ml.

Que yo sepa, hasta octubre de 2013, la vitamina D3 era poco accesible o no estaba disponible en la dosis de 50.000 UI. La única vitamina D disponible en esta dosis en mi zona era la vitamina D2. Los estudios han demostrado que la vitamina D2 no es tan eficaz en humanos como la vitamina D3.[4,5] También puede derivar en más fracturas óseas. Siendo partidario de hacer lo mejor, esperé a que la vitamina D3 saliera en dosis de 50.000 UI para recomendársela a los pacientes. Una vez que eso sucedió, de acuerdo con las recomendaciones del gobierno, sugerí dosis semanales en 50.000 UI a pacientes con deficiencia.

Pronto vi cómo las dosis semanales de 50.000 UI producían poco aumento de los niveles de vitamina D en la sangre de los pacientes. Incluso para los pacientes cuyos niveles sanguíneos aumentaron por encima del estado deficiente, después de unos meses cuando revisé sus niveles nuevamente, eran deficientes. Mi conclusión: la dosis recomendada actual no era suficiente.

Solo con dosis mucho mayores se modificaría el nivel en sangre de una persona.

Sin embargo, una vez que detuvieron esa dosis mayor, no pudieron mantener esos niveles sanguíneos adecuados de vitamina D3.

Debido a que el cuerpo usa vitamina D3, necesita más constantemente. Si no se suministra, el nivel en sangre desciende. Ya sea soluble en grasa o no, si no hay suficiente vitamina D, el nivel en sangre baja. No esperaba encontrar esto. Después de todo, hay mucho de sol en Laredo. Esta dosis semanal de 50.000 UI, incluso dividida en siete días, era veinte veces mayor que la dosis diaria recomendada. Esta incongruencia fue asombrosa. Debido a las advertencias de que la vitamina D3 prescribir una dosis inicial tan aparentemente alta. Sin embargo, encontré muy poco efecto para una sustancia que se suponía que era tan peligrosa y tóxica en esta alta concentración. Nada de esto tenía sentido para mi.

En los pacientes que traté, esta alta dosis de 50.000 UI de vitamina D3 por semana no causó ningún efecto secundario. Algo no cuadraba. Por lo tanto, según los niveles en la sangre recomendados en ese momento, dosificación y restitución, ni yo ni mis pacientes que sufrían deficiencia de vitamina D3 mejoraba. No hubo mejoría en nuestros niveles en la sangre.

Precipitándome

Mientras trabajaba para comprender esto, tomé una decisión acerca de mi tratamiento personal. Como estaba tan enfermo y no tenía nada que perder, fue fácil. Visité médicos y recibí tratamientos. Sirvieron de muy poco. Sí, me mantuvo con vida, pero no estaba mejorando. Decidí que podía, como otros médicos en el pasado, experimentar en mí mismo asumiendo el riesgo. Tenía que hacer algo. Había leído que la vitamina D3 podría ayudar. El qué estaba buscando, no lo sabía con certeza.

Esperaba al menos sufrir menos infecciones crónicas, pero esto era en una aventura y estaba dispuesto a ver a dónde me llevaba. Volví a lo seguro y recurrí a lo que aprendí de mi madre: suplementos, vitaminas y minerales. Ninguna cantidad de antibióticos, cirugía u otro tratamiento médico moderno me estaba ayudando a mejorar. Tampoco frenaba mi constante declive. Me sentí como si estuviera en un precipicio alto y empinado cubierto de rocas sueltas. Las rocas se deslizaban hacia el borde y llevándome con ellas. Nada frenaba mi avance hacia el precipicio. De algún modo, algo me impulsaba a concentrarme en esta vitamina como mi última oportunidad. ¿Fue la influencia de mi madre en el pasado, mis experiencias en China, algo que leí, la intervención de Dios, ¿o todo lo anterior junto? Sea lo que fuere, comencé a experimentar con la vitamina D3.

Mi objetivo no era tanto tratar de ver si podía aumentar mis niveles de vitamina D3 en la sangre, sino más bien para ver si una dosis más alta tenía algún efecto clínico en mí. No pensé que tuviera nada que perder estando en la condición que estaba en ese momento. Y estaba ansioso por encontrar algo nuevo para poder ayudar a todos mis pacientes que sufrían. Incluso así, no esperaba ver ninguna diferencia. Como estaba tan enfermo y cansado que no tenía otra vida aparte del trabajo, estaba desesperado por mejorar, y esperando un milagro.

Mi punto de partida fue con la dosis recomendada por la AAFP. El problema era que esta dosis tenía un efecto mínimo en los niveles en la sangre de mis pacientes. Me di cuenta de que se necesitarían dosis más grandes y con mayor frecuencia para elevar sus niveles y los míos. La fuente más común de vitamina D3, la exposición al sol, no fue útil. La mayoría de la gente no estaba dispuesta a gastar el tiempo necesario a la luz del sol para mejorar sus niveles de vitamina D3. No era una forma práctica de aumentar los niveles de vitamina D3 debido al riesgo de sufrir cáncer de piel y el envejecimiento prematuro de la piel que supone.

Usar la dieta era otra opción, pero eso requería una estricta dieta basada en pescado, huevos u hongos, todos los cuales conllevaban problemas. Los hongos contienen vitamina D2, no D3. Los otros problemas eran el costo y las calorías que se tenían que consumir para obtener los niveles necesarios de vitamina D3. Ambos eran enormes. Esto dejó como mejor opción la suplementación con vitamina D3 de venta libre. Era el método más accesible, el más seguro, y más barato.

Una vez que me di cuenta de eso, comencé a tomar 400 UI de cápsulas de vitamina D3, tres o cuatro al día. No sentí efectos apreciables, pero tampoco efectos secundarios. Luego encontré cápsulas de 5.000 UI de vitamina D3. Comencé con una dosis al día. Luego, algunos días tomaba varias.

Aunque no estaba notando ningún cambio de una forma u otra, continué tomando múltiples cápsulas de 5.000 UI de vitamina D3 al día. Esperaba un milagro.

D3 y SRP: ¿un vínculo?

Mientras investigaba la vitamina D, también estaba, como mencioné anteriormente, investigando el problema en relación a la falta de sueño reparador profundo (SRP), que sufríamos tanto yo como mis pacientes.

Todavía recuerdo un día en particular, no muchos años después de que comenzara a practicar la medicina paliativa. Uno de los miembros de mi personal, Pilar, mencionaron que todos nuestros pacientes estaban subiendo de peso. Ella era mi mano derecha, por lo que su observación llamó mi atención. Estaba tan concentrado en tratar a nuestros pacientes que no lo había notado.

Muchos médicos especializados en el manejo del dolor, incluido yo mismo, prescribían ISRS (inhibidores selectivos de la recaptación de serotonina). Los ISRS son un tipo de antidepresivo que se usa para tratar algunos de los síntomas. derivados del dolor crónico, como el insomnio. La mayoría de los pacientes, si no todos, tienen problemas para poder dormir bien.

El aumento de peso es uno de los efectos secundarios de los

ISRS. Causa aumento de peso después de meses o años de uso. En la época en la que Pilar hizo aquel comentario, había pocas opciones para tratar la privación del sueño de mis pacientes con dolor crónico. Los pacientes con esta dolencia son como el resto de la población general, a excepción del hecho de sufrir dolor crónico, por supuesto. En particular, como gran parte de la población general, viven con niveles bajos sanguíneos de vitamina D3 y tienen problemas con el SRP. Aún no había establecido una relación entre la falta de vitamina D3 y la falta de SRP.

Mientras lidiaba con mis propios problemas de salud, me quedó claro cómo de importante es el SRP para la salud y la recuperación de cualquier persona. Además, mis años tratando pacientes con dolor crónico afianzó esta idea, al igual que la información que estaba obteniendo de investigaciones y conferencias, combinado con mis propias observaciones de los pacientes que atendí. Se hizo obvio que la falta de SRP era el aspecto más incapacitante del dolor crónico y el que causa o acelera muchas otras enfermedades. Esta falta de SRP da como resultado muchos problemas, así como depresión, fatiga e incapacidad para que el cuerpo sea capaz de curarse a sí mismo.

A medida que me fui familiarizando más con esta falta de SRP en los pacientes que estaban bajo mi cuidado, se hizo más evidente que la falta de SRP era la norma, no la excepción. Una persona solo tiene que ver la televisión por un corto período de tiempo para ver que los empresarios, si no nuestros médicos, se han dado cuenta de esto. Más de la mitad de la publicidad de televisión están relacionados con el sueño. Son productos para dormir (por ejemplo, Ambien, Lunesta y Nyquil). O bien productos que ayudan a mantenerte dormido (colchones Sleep Number, tiras nasales o protectores bucales). Y si eso no es suficiente evidencia, también hay ayudas para despertarte al día siguiente (Redbull, bebidas energéticas con cafeína o café). Esta es una manera de abordar ampliamente la epidemia médica de falta de SRP.

Como siempre, buscaba formas de mejorar la salud y el bienestar de mis pacientes. Por ello, una vez que me di cuenta de lo frecuente y debilitante que era la falta de SRP entre mis pacientes, comencé a buscar una mejor opción para tratarlo. Consideré opciones de venta libre, como remedios a base de hierbas, pero ninguno fue eficaz. La falta de SRP en mis pacientes no era causado por su dolor crónico. Después de comenzar a tratarlos con medicamentos y/o inyecciones para controlar el dolor, ya no era un factor que contribuyera a su falta de SRP.

En la lectura de informes de investigación, me di cuenta de la prevalencia casi epidémica de la apnea del sueño. La había tratado durante años, pero solo cuando era muy obvio, como cuando una persona ronca, y normalmente cuanto más fuertes son los ronquidos, mayor es la obstrucción al respirar, y cuando una persona deja de respirar inconscientemente durante el sueño. Ahora me vi obligado a echar un vistazo más de cerca. Entonces, comencé a preguntarles a los pacientes sobre la frecuencia con la que experimentan síntomas asociados con la apnea del sueño, que incluyen roncar y no respirar, pero también otros. Estos otros síntomas incluyen despertarse por la mañana con la boca seca, fatiga y dolor de cabeza.

Otro síntoma de la apnea del sueño que ocurre por la noche es el despertar de un sueño profundo. Los pacientes a menudo atribuyen esto a la necesidad de orinar. Ese podría ser el caso, pero como les señalé, si no orinaban muchas veces durante el día, ¿por qué lo harían en la noche? Sabiendo que ellos no tenían problemas cardíacos y piernas hinchadas.

Además, en aquellos con casos especialmente graves de apnea del sueño, se quedarían dormidos durante el día. A menudo en el peor momento, como al hablar con su cónyuge o cuando se detienen en un semáforo en rojo. Estos son indicadores de que sufren falta de SRP, y en particular, apnea del sueño.

Después de comenzar a interrogar a mis pacientes sobre los síntomas de la apnea del sueño, me sorprendió que más de la mitad tuviera síntomas de este tipo. Me di cuenta de que la falta de sueño era un gran problema hace años, pero ahora me estaba dando cuenta que a pesar de controlar el dolor de mis pacientes, todavía no dormían bien. Entonces, para aquellos con suficientes síntomas de apnea del sueño como para justificarlo, solicité hacer estudios del sueño.

Casi a diario, estaba diagnosticando a varios pacientes con problemas de apnea del sueño, no solo pacientes nuevos, sino también aquellos que habían estado bajo mi cuidado durante algún tiempo. Mandaba varios pacientes a la semana a hacer un estudio del sueño, para confirmarlo y luego iniciar el tratamiento.

Empecé este apartado recordando el día que mi asistente Pilar comentó que muchos de nuestros pacientes habían ganado demasiado peso en el transcurso de los años. Debido a esto, consideré que la razón de esta epidemia de apnea del sueño entre mis pacientes se debía a los problemas de obesidad en Estados Unidos. Lo que quiero decir es que muchos de mis pacientes con apnea del sueño también sufrían sobrepeso, por lo que sus problemas de sueño, supuse, deben provenir de su obesidad. No se me ocurrió ninguna otra razón. (Poco sabía yo que la deficiencia de vitamina D3 era responsable tanto de la actual epidemia de obesidad como de la apnea del sueño y la falta de SRP, pero hablaremos más sobre esto en los próximos capítulos del libro).

Aquellos pacientes con síndrome de piernas inquietas (RLS) los traté con medicamentos. Fue el tratamiento adecuado para ello. En ese momento no era consciente de que la apnea del sueño y el RLS estaban relacionados con la deficiencia de vitamina D3.

Los estudios del sueño mostraron que alrededor del noventa por ciento de los pacientes que envié a realizar los estudios tenían apnea del sueño, ya sea apnea del sueño central u obstructiva. La apnea central del sueño es un problema cerebral que provocaba que una persona no pueda respirar mientras duerme debido a que el cerebro no envía las señales adecuadas a los músculos que controlan la respiración. La apnea obstructiva del sueño, de la cual la mayoría de estos pacientes fueron diagnosticados, se debe a obstrucciones del flujo de aire en la nariz y la boca de una persona durante el sueño.

Lo que sucedió a continuación fue algo inesperado: diagnostiqué y traté su apnea del sueño, sin embargo, persistió su falta de SRP. Incluso seguí prescribiendo antidepresivos, que ayudaron pero no eran lo suficientemente efectivos. No estaba combatiendo la causa, solo los síntomas. Parecía que me acercaba a la raíz del problema, pero no pude averiguar cuál era. ¿Qué estaba causando esta falta de sueño reparador profundo? Estaba frustrado por la forma en que mi propia salud como la de mis pacientes se estaba deteriorando.

También fue en este momento que durante un par de meses, había estado tomando una o dos dosis de 5000 UI de vitamina D3 por día sin efectos secundarios, pero tampoco resultados que fueran notablemente positivos. Fue entonces cuando mi vida cambió. ¿Qué instigó el cambio? Una charla a la que asistí en una conferencia médica.

El discurso

Stasha A. Gominak, MD, neuróloga formada en Harvard, estaba dando una charla sobre la vitamina D3 en una conferencia médica impartida por la *Texas Pain Society*. Este fue un discurso poco convencional para una conferencia sobre el manejo del dolor. Como no había conferencias simultáneas, asistí a la charla de la Dr. Gominak. Con mi reciente creciente interés en la vitamina D3, quería escuchar lo que esta médica tenía que decir.

La conferencia de la Dr. Gominak duró menos de una hora y trató de cómo la vitamina D3 afecta muchos aspectos diferentes en la salud de una persona. Habló de la conexión entre la falta de SRP y los niveles bajos de vitamina D3 en la sangre. Además, confirmó mi sospecha: la dosis de vitamina D3 recomendada por el gobierno carecía de sentido.

La presentación de la Dr. Gominak me permitió comprender el efecto que la vitamina D ejerce sobre nuestro apetito y metabolismo, lo cual puede resultar en obesidad; cómo controla nuestro cuerpo por la noche y cómo puede influir en los ronquidos y el síndrome de piernas inquietas; y también, cómo afecta a nuestro sistema inmunológico.

La dosis recomendada por la Dr. Gominak era mucho mayor que la recomendada por la AAFP o la OIM. Ella recomendó 20.000 UI de vitamina D3 por día durante seis semanas y luego una reducción a 10,000 UI por día. Su dosis elevaría los niveles en la sangre hasta aproximadamente 50 a 60 ng/ml.

El hecho de que se sintiera cómoda recomendando tal dosis me dió la confianza de que yo también la podría tomar. Así que inmediatamente aumenté la cantidad. Además, recomendé la misma dosis a los pacientes bajo mi cuidado.

Poco después vi los efectos beneficiosos. El primero para mí fue una mejora del sueño, que parecía ser la solución para ayudar a mis pacientes a superar su fatiga. También estaba convencido de que si estaba más descansado, me resultaría de gran ayuda.

Otro beneficio: mis pacientes, tomando estas altas dosis, comenzaron a perder peso sin hacer dieta.

Además, esta cantidad resolvió el problema que estaba viendo antes con respecto a los niveles de vitamina D3 en la sangre, ya que ahora los niveles sanguíneos de vitamina D3 de mis pacientes aumentaron y luego se mantuvieron en un rango normal.

De ahí resultaron más y más efectos positivos, efectos positivos que ni yo ni mis pacientes esperábamos. Este libro se va a tratar en detalle cómo funciona la vitamina D3 en el cuerpo, enfocándose en vitamina D3 y su conexión con el sistema inmunológico, el sueño reparador profundo, el metabolismo y la pérdida de peso: las particularidades de estos efectos positivos, así como la dosis que concluí como óptima (nota: difiere de la recomendada por la Dr. Gominak).

Resumen del capítulo

La charla del Dr. Gominak abrió mi mundo y el de mis pacientes a los tremendos beneficios de la vitamina D3 en el cuerpo cuando la consumimos en dosis más altas que la IDR actual. Estos beneficios incrementaron notoriamente la calidad de nuestra salud y nuestras vidas. Quiero que todos entiendan la vitamina D3 y todo lo que puede hacer, y esta es la razón por la que escribí este libro.

A Continuación

Antes de adelantarnos, primero establezcamos algunos conceptos básicos sobre vitamina D3: cómo funciona en el cuerpo y su lugar en la historia clínica. Necesitamos comenzar aquí, para que puedas comprender por qué la actual ingesta diaria recomendada (IDR) de vitamina D por el gobierno y las instituciones médicas estadounidenses es tan increíblemente baja, que de hecho, es seguro tomar una dosis diaria comparativamente más alta que la recomendada. Eso es lo que trataremos en el próximo capítulo.

Notas del capítulo 2

1. "QuestAssureD™ 25-Hydroxyvitamin D (D2, D3), LC/MS/MS," Quest Diagnostics, accessed September 13, 2018, https://www.questdiagnostics.com/testcenter/TestDetail.action?ntc=92888.

2. Institute of Medicine, *Dietary Reference Intakes for Calcium and Vitamin D* (Washington, DC: The National Academies Press, 2011), 469, https://www.doi.org/10.17226/13050.

3. Ibid.

4. V. Goldschmidt, "The (Huge) Difference between Vitamin D3 and D2 and Why You Should Never Take D2," Save Institute, accessed Sept 13, 2018, https://saveourbones.com/the-huge-difference-between-vitamins-d3-and-d2-and-why-you-should-never-take-d2/.

5. L.A. Houghton and R. Vieth, "The Case against Ergocalciferol (Vitamin D2) as a Vitamin Supplement," *The American Journal of Clinical Nutrition* 84, no. 4 (October 2006): 694–697.

Capítulo 3

Algunos Antecedentes sobre la Vitamina D3

Fue increíble como cambió mi forma de ver la vitamina D3 con la conferencia de la Dr. Gominak. Sus recomendaciones me reafirmaron que era seguro tomar dosis más altas. Eliminó mi miedo de aumentar la dosis. Como resultado, su conferencia aceleró mi progreso. Me animó: primero, a experimentar conmigo mismo con dosis más altas de vitamina D3. Después, los magníficos resultados que obtuve en mí mismo, me llevaron a tratar a mis pacientes con estas dosis mayores de vitamina D3.

La conferencia del Dr. Gominak también me ayudó a darme cuenta de que demasiadas cosas con respecto a la vitamina D no tenían sentido. Por ejemplo, ¿cómo el Instituto de Medicina (IOM), parte de la Academia Nacional de EE. UU. de Ciencias, decidió establecer una IDR de vitamina D3? Los que ingerimos dosis más altas, ¿corremos el peligro de sufrir una intoxicación por vitamina D3? Si es así, ¿qué tan grande es ese peligro? ¿Cómo se manifiesta la toxicidad de la vitamina D3? ¿Qué tan probable es que suceda? ¿Y en qué dosis? Además, ¿cómo influye la vitamina D3 en otros sistemas del cuerpo? ¿Cuáles son estos sistemas y por qué no se han estudiado todavía?

Para comprender mejor las posibles respuestas a estas preguntas, primero vamos a explorar el uso básico de vitamina D3 por parte del cuerpo.

Información General de la vitamina D

Hay muchos tipos de vitamina D, pero los dos tipos que se ofrecen como suplementos son principalmente la vitamina D2 y la vitamina D3. Yo abogo por que optes por la vitamina D en forma de vitamina D3. Las dos razones principales son que varios estudios hallaron que la vitamina D2 no es ideal para el cuerpo humano y otros estudios afirman que recibimos mayores beneficios de la vitamina D3 que de vitamina D2.[1,2]

La vitamina D3 aparece y funciona en el cuerpo humano de tres formas. Hay muchas otras formas de vitamina D3, pero estas son las principales que debes conocer para comprender cómo funciona y cómo se relaciona con los puntos que explico en este libro. Hay vitamina D3 en forma de "colecalciferol", que es elaborado por nuestra piel, se encuentra en algunos alimentos, y podemos tomarlo en forma de suplemento. Además del colecalciferol, la vitamina D3 viene en otras dos formas. Existe la variante sanguínea de la vitamina D3 llamada "calcifediol" y la forma activa, "calcitriol". Estos tres tipos de vitamina D3 son de los que hablaremos a partir de este punto en el libro.

Producción de Vitamina D3 en la Piel

Cuando la piel humana se expone a niveles adecuados de luz solar, en particular a los rayos UVB, convierte el 7-dehidrocolesterol en una forma intermedia, la cual después de unas doce horas se convierte espontáneamente colecalciferol, que es vitamina D3. Aquí es donde la mayoría de las personas obtienen su vitamina D3.

El color de la piel de una persona afecta a su producción de vitamina D3. Cuanto más oscura es la piel, menor es la producción de D3 debido a los mayores niveles de melanina en la piel. La melanina es la sustancia de nuestra piel que le da su color. Esta es capaz de absorber el 99,9% de la radiación ultravioleta.[3] Cuanto mayor es la cantidad de melanina (cuanto más oscura es la piel de una persona), mayor tiene que ser la exposición a UVB y más prolongada, en comparación con aquellas personas con menos melanina en la piel, para producir la misma cantidad de vitamina D3 a partir de la luz del sol.

Algunas fuentes estiman que algunas personas pueden producir hasta 20.000 UI de vitamina D3 en veinte minutos de exposición solar. Sin embargo, de nuevo, esto solo es cierto para algunas personas porque las tasas de producción de vitamina D3 por exposición al sol son muy variables. Aunque hay algunos gráficos y fórmulas en Internet que se pueden utilizar para calcular la producción de vitamina D3 basada en la exposición al sol, hay tantas variables, cada una agregando más error, que no considero estos gráficos útiles.

Dieta y vitamina D3

Además de obtener vitamina D3 de la luz solar, podemos obtenerla de algunos alimentos. La siguiente tabla muestra alimentos que son fuente de vitamina D3 así como sus importes correspondientes.[4]

Tabla 3: Fuentes de vitamina D

Fuente Contenido	Aproximado de vitamina D *
Fuentes fortificadas	
Cereal	100 UI por ración
Leche	100 UI por 225 gr
Jugo de naranja	100 UI por 225 gr

Fuentes alimenticias no fortificadas

Leche materna †	20 UI por L
Aceite de hígado de bacalao	400 UI por cucharadita
Yema de huevo	20 UI
Caballa (enlatada)	250 UI por 100 gr
Salmón (enlatado)	300 a 600 UI por 100 gr
Salmón (fresco, de cultivo)	100 a 250 UI por 100 gr
Salmón (fresco, salvaje)	600 a 1,000 UI por 100 gr
Sardinas (enlatadas)	300 UI por 100 gr
Atún (enlatado	230 IU per 100 gr

Suplementos recetados

Vitamina D2 (ergocalciferol)	50.000 UI por cápsula
Vitamina D2 (ergocalciferol [Drisdol]) suplementos líquidos	8.000 UI por ml
1,25-dihidroxi vitamina D (calcitriol [Rocaltrol])	0,25 o 0,5 mcg por cápsula
1,25-dihidroxi vitamina D (calcitriol [Calcijex])	1 mcg por ml de solución inyectable

Suplementos de venta libre

Vitamina D3 o colecalciferol	400, 800, 1000 o 2000 UI por tableta

*- Principalmente vitamina D3, excepto yema de huevo (D2 o D3)

La ingesta diaria recomendada de vitamina D3 en general para la mayoría de los grupos divididos por edades es de 600 UI (si se tiene más de 70 años, es de 800 IU). Veamos cómo sería si una persona adquiriera esta cantidad únicamente a través de los alimentos, es decir, a través de beber leche. La mayor parte de la leche en los EE.UU. se suplementa, por lo que una taza de leche (apróx. 250 ml) contiene 100 UI de vitamina D.[5] Sin embargo, si se trata de vitamina D3 o D2, no se sabe, ya que el gobierno no lo estipula. Debido a que es menos costoso en su forma aditiva, es probable que los productores de leche utilicen vitamina D2.

Para obtener 600 UI de vitamina D, la dosis diaria recomendada actual para menores de 70 años, únicamente bebiendo leche, sería necesario beber seis vasos de leche al día, todos los días. Seis vasos de leche son 1,5 litros. Es una gran cantidad de leche que beber todos los días para obtener la dosis diaria recomendada de vitamina D. Para un niño, sería particularmente difícil beber tanta leche y tener espacio para comer otros alimentos.

Además, la obtención de la cantidad de vitamina D adecuada a través de los productos lácteos suele ser solo una opción para las personas de ascendencia europea occidental, quienes pueden digerir los productos lácteos. Los estadounidenses que no son de ascendencia europea occidental—minorías—y la mayoría del resto de la población mundial, son intolerantes a la lactosa, por lo que tendrían que obtener su vitamina D de otros alimentos. Como puedes ver en la tabla, después de los productos lácteos, el alimento con índices más altos de vitamina D es el pescado rico en grasas, que tiende a ser caro. Sí, otros alimentos, como el jugo de naranja, están enriquecidos con vitamina D, pero de nuevo, suelen ser costosos.

Suplementos e inyecciones de vitamina D3

Otra opción para obtener vitamina D3 es a través de suplementos e inyecciones. Como se indica en la tabla, los suplementos de venta libre vienen en 400 UI, 800 UI, 1,000 UI o 2,000 UI por dosis.

Con esta descripción general de la vitamina D, estás lo suficientemente informado para comprender su lugar en la historia médica, así como esas otras preguntas sobre la vitamina D planteadas al comienzo del capítulo.

Vitamina D: antecedentes y consecuencias

A principios del siglo XX, el raquitismo era una dolorosa enfermedad común que afectaba los huesos de los niños que crecen en ciudades industriales cubiertas de smog, donde tenían muy poca exposición al sol y dietas deficientes. En la década de 1930, los científicos finalmente descubrieron una sustancia que curaba el raquitismo.[6] Similar a cómo se descubrió que la enfermedad del escorbuto se curaba con vitamina C, los científicos determinaron que la sustancia que curaba el raquitismo también debía ser una vitamina. Su pensamiento era que debido a que la sustancia, como la vitamina C, curaba una enfermedad, se requería en pequeñas cantidades, y también podría administrarse incorporándola en la dieta, por lo que debía ser una vitamina. Por ello, llamaron a la sustancia "vitamina D".

Si bien el descubrimiento de la vitamina D como cura para el raquitismo fué maravilloso y salvó vidas, suposiciones que los científicos hicieron en el momento del descubrimiento de la vitamina D sentaron las bases para décadas de preocupantes conceptos erróneos, algunos de los cuales persisten hoy.

Consecuencias de la idea errónea de la vitamina D

Como ya se explicó, los científicos determinaron que la sustancia que curaba el raquitismo debía ser una vitamina, porque cura el raquitismo de manera similar a como la vitamina C cura el escorbuto. Sin embargo, la sustancia llamada vitamina D, de hecho, no es una vitamina. Es una hormona.

Una vitamina, por definición, es una sustancia orgánica que los humanos deben ingerir en pequeñas cantidades, ya que el cuerpo humano no puede producirlo por sí mismo. Por lo tanto, una vitamina debe obtenerse a través de la dieta. Sin embargo, como ya se explicó, la piel humana expuesta a niveles adecuados de luz solar es capaz de producir vitamina D. Cuando nuestra piel está expuesta a la luz solar, en particular los rayos UVB, el cuerpo humano es capaz de producir vitamina D. Entonces, según esta definición, lo que se llama "vitamina D" no es una vitamina en absoluto. Nuestros cuerpos pueden producirla. De hecho, el cuerpo humano utiliza la vitamina D como hormona para realizar funciones endocrinas y autocrinas.

Una vez que los científicos identificaron erróneamente la sustancia, clasificándola como vitamina, procedieron a sugerir niveles de dosificación que serían apropiados si, efectivamente, la sustancia fuera una vitamina. Dado que esta es soluble en grasa, significa que el cuerpo humano acumula cualquier vitamina D adicional que no está usando dentro de sus tejidos. Cualquier vitamina D adicional se queda en el sistema de una persona. Debido a que otras vitaminas liposolubles que se acumulan en el cuerpo resultan tóxicas y peligrosas, estos primeros científicos asumieron que esto también ocurre en el caso de la vitamina D. Por lo tanto, determinaron que la dosis más baja de vitamina D que podía prevenir el raquitismo, era la que cualquier individuo debía ingerir. Por lo tanto, esta dosis baja y "segura" de vitamina D se convirtió en el estándar. Se asumió que las dosis por encima de este estándar eran potencialmente tóxicas.

Además de esto, estos primeros científicos no exploraron la influencia de la vitamina D en el cuerpo humano más allá de su capacidad para curar el raquitismo y su conexión con los niveles de calcio/fosfato en la sangre. No llevaron a cabo ningún tipo de investigación para conocer la posible influencia de la vitamina D en otras áreas, como su influencia sobre la fatiga crónica, el sueño, el metabolismo, la osteoporosis, el sistema inmunológico y mucho más.

¿Por qué los primeros científicos llegaron a conclusiones tan apresuradas e incompletas sobre la vitamina D? La respuesta tiene que ver con el tiempo. Estos científicos buscaban desesperadamente una cura para una enfermedad horrible. Estaban bajo mucha presión por encontrar la cura rápidamente. Además de eso, la década de 1930 fue un momento particularmente difícil de la historia. La Primera Guerra Mundial había terminado recientemente, y el mundo se estaba precipitando hacia la Segunda Guerra Mundial. Los recursos escaseaban, así como la moral. Por estas razones, tiene sentido que estos científicos al encontrar en la vitamina D la cura para el raquitismo, hicieron suposiciones apresuradas y llenas de errores al respecto y no realizaron estudios adicionales.

El problema de la toxicidad

Desafortunadamente, esta no es la única mala decisión que se tomó en la historia respecto a la vitamina D3. Veamos cómo el actual estándar de toxicidad de la vitamina D se decidió. Empezaremos volviendo a la tabla.[7] facilitada anteriormente en el capítulo 2:

Tabla 1: Niveles Sanguíneos de Vitamina D y Relevancia

Deficiencia grave	0-10 ng / ml
Deficiencia moderada	11-20 ng / ml
Deficiencia leve	21 a 30 ng / ml
Rango normal	30-100 ng / ml
Excesivo	> 100 ng / ml

Según la tabla anterior, si el nivel de vitamina D en la sangre de una persona es de 100 ng/ml o más, está en peligro de intoxicarse porque a partir de esa cantidad se considera tóxico. ¿Cómo fue determinado este nivel de toxicidad?

Para responder a esta pregunta, veamos la explicación dada por uno de los científicos responsables de esta decisión. Al explicar la decisión, el científico dijo estas palabras: "Aunque los datos actuales apoyan el punto de vista de que las concentraciones plasmáticas de 25 (OH) D del biomarcador deben elevarse por encima de 750 nmol/L para producir toxicidad por vitamina D, podría mantenerse el límite superior más prudente de 250 nmol/L para garantizar un amplio margen error".[8] Ahora, tomemos un momento para analizar qué es exactamente lo que quiere decir esta explicación.

El primer componente de la cita que hay que entender es el término "Biomarcador plasmático 25 (OH) D". Voy a explicar este término de una manera muy sencilla: en esencia, el biomarcador plasmático 25 (OH) D es calcifediol, una de las tres formas principales de vitamina D3 en el cuerpo humano, y la forma de vitamina D3 medida para determinar el nivel de vitamina D3 en la sangre. Por lo tanto, podemos leer "biomarcador plasmático 25 (OH) D" en el sentido "Vitamina D3". Con esa explicación, la cita se puede leer como si dijera: "Aunque los datos actuales indican que las concentraciones de [vitamina D3] debe elevarse por encima de 750 nmol / L para que se produzca toxicidad por vitamina D, podría mantenerse el límite superior más prudente de 250 nmol/L para garantizar un amplio margen error."

El segundo aspecto a tener en cuenta de la cita es que la unidad de medida, nmol/L, difiere de la unidad de medida que se indica en la tabla 1, que es ng/ml. Para que entendamos el significado de esta, debemos entender cómo esos niveles de concentración se comparan con los niveles en la sangre dados en la tabla 1. Por lo tanto, debemos convertir nmol/L en ng/ml. Aquí están esas conversiones: 750 nmol / l equivale a 300 ng/ml; y 250 nmol/l equivale a 100 ng/ml.

Ahora revisémosla nuevamente y usemos estas conversiones: "Aunque los datos actuales indican que las concentraciones de [vitamina D3] deben aumentar por encima de [300 ng / ml] para que se produzca toxicidad por vitamina D, podría mantenerse el límite superior más prudente de [100 ng / ml] para garantizar un Revisemos una última vez la cita para explorar el lenguaje en torno a la última parte. En el lenguaje coloquial, esta última parte de la cita," ...podría mantenerse el límite superior más prudente de [100 ng / ml] para garantizar un amplio margen error, "se traduce en" Creemos que es más seguro fijar el límite donde comienza la toxicidad en [100 ng/ml]. Al ponerlo aquí, la gente tiene mucho margen de maniobra antes de que las cosas se pongan peligrosas".

Ahora que hemos desglosado el denso lenguaje de esta cita, veamos la traducción completa que hemos realizado. Coloquialmente, la razón por la que los científicos fijaron el listón de la toxicidad de la vitamina D en 300 ng/ml se debe a lo siguiente: "Aunque los datos actuales indican que las concentraciones de [vitamina D3] deben elevarse por encima de [300 ng/ml] para sufrir una intoxicación por vitamina D, [creemos que es más seguro fijar el límite donde comienza la toxicidad en [100 ng/ml]. Al ponerlo aquí, la gente tendrá mucho margen de error antes de que las cosas se pongan peligrosas]".

Para volver a la pregunta planteada al comienzo de este capítulo: ¿cómo se determina este nivel de toxicidad (100 ng/ml)? Aparentemente, los científicos responsables de determinar el nivel, tomaron datos basados en estudios sobre la toxicidad de la vitamina D3 (300 ng/ml) y lo redujeron arbitrariamente en dos tercios para llegar al nivel oficial en la sangre de toxicidad D3: 100 ng/ml. Aunque sabían que 100 ng/ml no eran realmente tóxicos, lo designaron como el umbral de toxicidad porque pensaban que de esta manera ayudaban a las personas a estar más seguras.

¿Estamos más seguros y saludables como resultado de esta decisión arbitraria?

Debido a esta decisión, los investigadores y científicos que han realizado estudios de vitamina D3, han pasado tiempo investigando la vitamina D3 en dosis y niveles sanguíneos tan bajos que proporcionaron pocos beneficios o directamente ningún beneficio podría provenir de su investigación. Como resultado, sus estudios han confirmado erróneamente la creencia desacertada de que la vitamina D3 no es más que una hormona cuya única función útil es prevenir el raquitismo y ayudar a equilibrar el calcio. Debido a esta decisión arbitraria, no existe un vasto cuerpo de investigación mostrando la influencia de la vitamina D3 en otros sistemas del cuerpo. Es por eso que hay tan poca evidencia oficial de la relación entre la vitamina D3 y los muchos sistemas del cuerpo.

Debido a esta decisión arbitraria, dudé en tomar dosis más altas de vitamina D3, por miedo a envenenarme. Es por eso también que dudé en recomendar dosis más altas a mis pacientes. Basé mi comprensión de la toxicidad de la vitamina D3 en un estándar que ni siquiera estaba basado en la evidencia, sino en la decisión aleatoria de alguien con la esperanza de ser útil.

Este límite de toxicidad no solo no es útil, sino que tampoco nos hizo estar más seguros o saludables. Sostengo que esta decisión ha impedido a la gente lograr la salud que se merecen. Esta decisión no nos ha favorecido de ninguna manera.

Hipercalcemia, el Rostro Real de la Toxicidad

En resumen, estos científicos, quienes participaron en la toma de decisiones, establecieron arbitrariamente el umbral para la toxicidad de la vitamina D3 a un nivel mucho más bajo de lo que los datos realmente señalaban como el límite real de toxicidad. Ellos vieron esto como algo útil y que ofrece un mayor nivel de protección a las personas. Entonces, ¿cómo se manifiesta siquiera esta toxicidad de la que nos protegen? ¿Cómo funciona? ¿Qué tan letal es?

El exceso de vitamina D3 conduce a un exceso de calcio en la sangre, una condición conocida como hipercalcemia. Si se padece hipercalcemia, los síntomas son notables. La tabla 4 enumera los sistemas de hipercalcemia.[9]

Tabla 4: Síntomas de Hipercalcemia

Condiciones gastrointestinales

• Gruñidos	• Disminución del apetito
• Estreñimiento	• Dolor abdominal
• Náuseas	• Úlcera péptica

Condiciones relacionadas con los riñones

• Cálculos renales	• Micción frecuente
• Dolor en el costado	

Condiciones psicológicas

• Confusión	• Pérdida de memoria
• Demencia	• Depresión

Condiciones no relacionadas

• Dolores y molestias en los huesos	• Curvación de la columna y pérdida de altura.
• Fracturas	

Otro síntoma que no se incluye en la tabla son los problemas del ritmo cardíaco.

Debido a que los individuos pueden responder de diferentes maneras a altas dosis de vitamina D3, el mejor indicador de una sobredosis no reside en comprobar el nivel de vitamina D en la sangre de una persona, sino su nivel de calcio en la sangre, ya que el efecto secundario principal y más importante de la toxicidad de D3 es la hipercalcemia. Para proteger a los pacientes bajo mi cuidado de la toxicidad, he estado en alerta controlando sus niveles de calcio.

Al buscar escritos sobre la toxicidad de la vitamina D3, encontré solo un artículo que documenta la hipercalcemia en personas, intencionalmente tratados con vitamina D3.[10] Este artículo describió un tratamiento de diez años de pacientes del Valle de Cachemira que tomaban vitamina D3 prescrita. Los autores del artículo describen las dosis como extremadamente altas: "La dosis de vitamina D ingerida osciló entre 3,6 millones y 210 millones de unidades durante períodos que van de 1 a 4 meses (una media de: 2 meses)".

Comparemos las dosis de estos pacientes con la dosis recomendada por el Instituto de Medicina de los Estados Unidos. Un paciente de la investigación que toma la cantidad mínima de vitamina D3 estaría recibiendo 3,6 millones de UI cada cuatro meses (estamos siendo conservadores tomando la dosis más baja ofrecida durante el período de tiempo más largo), o 10,8 millones de UI por año. La dosis diaria recomendada del gobierno de EE. UU. es de 600 UI por día, lo que equivale a 219 mil UI por año. Esos son 10,8 millones de UI en comparación con 219 mil UI por año. Por lo cual, puedes ver que a una persona que sigue las recomendaciones dietéticas de vitamina D3 de EE.UU. le tomaría décadas e incluso vidas para llegar a igualar las cantidades de vitamina D3 que estaban ingiriendo los pacientes en el extremo de la dosis más baja en este estudio.

Nota: en este artículo no se indica si los pacientes tratados también recibieron vitamina D3 por medio de la dieta o la luz solar, lo que podría aumentar su ingesta total.

Teniendo en cuenta la profunda preocupación por la toxicidad de la vitamina D3 que provocó la decisión arbitraria de convertir 100 ng/ml en el umbral de toxicidad en los EE.UU. es de nuestro interés tener en cuenta los informes de incidentes de toxicidad en este artículo. Debido al margen de error tan amplio que dejó la decisión que los científicos estadounidenses tomaron respecto al nivel de toxicidad de 100 ng/ml, yo, por ejemplo, habría esperado (antes de saber lo que hago ahora) que todos los pacientes en este artículo habrían tenido una sobredosis y muchos murieron. Curiosamente, eso no es lo que pasó.

Después de que los sujetos se sometieran a un tratamiento con vitamina D3 durante diez años, hubo solo diez casos de sobredosis de vitamina D3, que resultaron en hipercalcemia. De esos diez casos, todos menos uno se recuperó por completo. El que murió, sucumbió a la sepsis, no a la hipercalcemia. Es curioso que haya tardado diez años con dosis tan extremadamente altas para que el D3 se acumule y que ocurran estas sobredosis. También es curioso que en tan pocos casos se produjo una sobredosis o efectos secundarios negativos a pesar de que estos sujetos tomaban dosis tan altas: dosis que parecen muy, muy altas en comparación con la dosis diaria recomendada de 600 UI de vitamina D3 en los EE. UU.

Es evidente que son necesarios muchos más estudios de vitamina D3 en dosis elevadas para determinar el verdadero nivel máximo seguro en la sangre. Aún así, los casos de este artículo apoyan que el nivel de 100 ng/ml en sangre aceptado como límite de toxicidad de vitamina D3 no es para nada preciso.

Ha habido otros casos en los que las personas ingirieron una sobredosis de vitamina D3 de forma inadvertida debido a medicamentos fraudulentos y accidentes industriales. A menudo, en estos casos, la dosis fue de cientos de miles (o más) de UI y se ingirió en un día o varias veces durante un período corto de tiempo.[11,12,13,14] En estos casos las personas también desarrollaron hipercalcemia. También hubo otros factores que pueden haber contribuido a la hipercalcemia además de los niveles elevados de vitamina D en la sangre.

Sin embargo, ninguno sufrió lesiones permanentes. A menudo antes, pero definitivamente una vez que la hipercalcemia se resolvió, también lo hicieron sus síntomas. En casi todos los casos en los que se disponía de datos, sus síntomas de hipercalcemia se resolvieron cuando los niveles en la sangre cayeron por debajo de 400 ng/ml. Una vez más, esto apunta al umbral de 100 ng/ml como nivel tóxico de vitamina D3 lejos de ser exacto.

Hubo un gran estudio longitudinal reciente, básicamente un estudio que involucraba miles de personas durante muchos años, que sugería que dosis más altas de la vitamina D3 resultaron en un aumento de accidentes cerebrovasculares y ataques cardíacos. De todos modos, se supo que quienes realizaron el estudio no tuvieron en cuenta el efecto de la vitamina A. Los participantes del estudio eran escandinavos, los cuales consumen grandes cantidades de aceite de hígado de bacalao, que contiene una cantidad significativa de vitamina A. La vitamina A es inflamatoria, y fue probablemente la razón del aumento de problemas cardiovasculares en los participantes, no la vitamina D.[15] Cuando analizamos los detalles de los estudios críticos de vitamina D3 en niveles altos en la sangre, descubrimos que algunos hechos críticos no fueron considerados. Esto, combinado con el hecho de que ha habido tan pocos estudios de vitamina D3 en los niveles sanguíneos que he encontrado que son adecuados—por lo tanto, aún no hay evidencia crítica disponible—muestra, de nuevo, la gran necesidad de estudiar mucho más la vitamina D3.

Resumen del capítulo

En este capítulo exploramos la historia de la vitamina D. Algunas partes clave de esta historia son:

El cuerpo humano produce vitamina D a partir de la exposición al sol. La tasa de producción varía mucho de un individuo a otro debido a una variedad de factores, incluyendo la cantidad de melanina en la piel de una persona. Otras fuentes de vitamina D, excluyendo los suplementos y las inyecciones, incluyen productos lácteos y pescados grasos.

Debido a que es capaz de curar el raquitismo, los científicos que descubrieron la vitamina D, la identificaron erróneamente, llamándola una "vitamina" cuando en realidad es una hormona. De esta equivocación, surgieron otros errores, incluida la falta de estudios adicionales sobre su papel multifacético en el cuerpo humano y recomendaciones de dosis muy pequeñas.

La dosis diaria recomendada de vitamina D es de 600 UI. El

nivel de vitamina D en la sangre oficialmente considerado tóxico es de 100 ng/mol. Sin embargo, aprendimos que este límite se fijó arbitrariamente en un intento por proteger a las personas. La mayoría de los científicos determinaron 300 ng/mol como el nivel en el que podría comenzar la toxicidad.

El cuerpo de investigación necesario que explora el papel crucial de la vitamina D en el cuerpo humano no existe porque la investigación que se ha hecho, siguiendo las pautas del IOM, utiliza dosis de vitamina D que son simplemente demasiado bajas para medir algo de importancia. Yo creo que la dosis diaria recomendada de vitamina D de 600 UI y su límite de toxicidad son muy bajos, lo que ha tenido consecuencias nefastas para nuestra salud.

Si aquellas personas que ingieren dosis extremadamente altas de vitamina D—como se indica en este capítulo—se envenenan, la mayoría acaban recuperándose por completo. Estas dosis extremadamente altas, son mucho mayores que las dosis que recomiendo en este libro.

Próximo paso

El siguiente capítulo nos revela cómo funciona la vitamina D como hormona en nuestro cuerpo. Al aprender cómo se supone que funciona, es más fácil entender cómo se ha desviado y los estragos que ha causado en nuestra salud. No te preocupes, hay un final feliz. En el próximo capítulo también desvelo la solución de dosificación óptima que mis muchos pacientes y yo hemos tomado durante más de seis años, ¡para que usted también pueda disfrutar de una salud óptima como nosotros!

Notas del capítulo 3

1. V. Goldschmidt, "The (Huge) Difference between Vitamin D3 and D2 and Why You Should Never Take D2", Save Institute, consultado el 13 de septiembre de 2018, https://saveourbones.com/the-huge-difference-between-vitamins-d3-and-d2-and-why-you-shever-take-d2/.

2. L.A. Houghton y R. Vieth, "The Case against Ergocalciferol (Vitamin D2) as a Vitamin Supplement", *American Journal of Clinical Nutrition* 84, no. 4 (octubre de 2006): 694-697.

3. P. Meredith y J. Riesz, "Radiative Relaxation of Quantum Yields for Synthetic Eumelanin", *Photochemistry and Photobiology* 79, no. 2 (febrero de 2004): 211-216.

4. M.F. Holick, "Vitamin D Deficiency", *New England Journal of Medicine* 357, no. 3(2007): 266-281

5. Instituto de Medicina, *Dietary Reference Intakes for Calcium and Vitamin D* (Washington, DC: The National Academies Press, 2011), 469, https://www.doi.org/10.17226/13050.

6. J. Fischer y C.R. Ganellin (eds.), *Analogue-based Drug Discovery* (Weinheim: Wiley-VCH Verlag GmbH & Co. KGaA, 2006).

7. "QuestAssureDTM 25-Hidroxivitamina D (D2, D3), LC/MS/MS", Quest Diagnostics,consultado el 13 de septiembre de 2018, https://www.questdiagnostics.com/testcenter/TestDetail.action?ntc=92888.

8. G. Jones, "Pharmocokinetics of Vitamin D Toxicity" (Farmacocinética de la toxicidad de la vitamina D), *American Journal of Clinical Nutrition* 88, nº 2 (1 de agosto de 2008) 582S-586S.

9. R. Mathur, "Hypercalcemia (Elevated Calcium Levels)", MedicineNet, consultado el 13 de septiembre de 2018, https://www.medicinenet.com/hypercalcemia/article.htm#hypercalcemia_facts.

10. P.A. Koul et al. "Vitamin D Toxicity in Adults: A Case Series from an Endemic Hypovitaminosis D", *Oman Medical Journal* 26, no. 30 (mayo de 2011): 201-204.

11. C. Kara et al. "Vitamin D Intoxication Due to an Erroneously Manufactured Dietary Supplement in Seven Children", *Pediatrics* 133, nº 1 (enero de 2014).

12. S. Kaptein et al. "Life-Threatening Complications of Vitamin D Intoxication Due to Over-the counter Supplements," *Clinical Toxicology (Philadelphia, Pa.)* 48, no. 5 (junio de 2010): 460-462.

13. K. Klontz y D. Acheson, "Correspondence Dietary Supplement-induced Vitamin D Intoxication", *New England Journal of Medicine* 357 (19 de julio de 2007): 308-309, doi: 10.1056/NEJMc063341.

14. H. Lowe et al. "Vitamin D Toxicity Due to a Commonly Available 'Over the Counter' Remedy from the Dominican Republic", *Journal of Clinical Endocrinology Metabolism* 96, no. 2 (febrero de 2011): 291-295, doi: 10.1210/jc.2010-1999.

15. A.H. Zargar et al. "Vitamin D Status in Healthy Adults in Kashmir Valley of Indian Subcontinent", *Postgraduate Medical Journal* 83, n° 985 (noviembre de 2007): 713-716.

Capítulo 4

El síndrome de Invierno: La Epidemia de laSombra

Hemos concluido que las personas pueden obtener vitamina D de tres fuentes: la luz solar, la dieta y los suplementos. También hemos concluido que las primeras autoridades médicas americanas descubrieron que la vitamina D3 es una vitamina que previene el raquitismo, equilibra los niveles de calcio/fosfato en la sangre y fortalece los huesos y los dientes—ellos establecieron esta comprensión un poco reducida sobre la vitamina D3, la cual ha persistido hasta el día de hoy. Determinamos que las autoridades médicas norteamericanas, temiendo que la gente pudiera tener una sobredosis, establecieron arbitrariamente un límite máximo de vitamina D3 en la sangre a un nivel dos tercios inferior al que los hallazgos que arrojó la investigación indicaban que era el verdadero umbral a partir del cual se veía que se producía una intoxicación. También indicamos que la IDR para la implementación con vitamina D3 recomienda que la mayoría de las personas tomen 600 UI, aunque hay numerosos relatos de personas (yo incluyéndome), que toman decenas de miles de UI más por día y cuyos niveles en la sangre no están para nada cerca de ser tóxicos ni sufren de hipercalcemia, y mucho menos tienen un aumento en sus niveles de calcio en la sangre.

En este punto, sería razonable que algunos lectores no vean ningún inconveniente. Dado que podemos obtener de manera libre toda la vitamina D que queramos, de la luz solar y de nuestra dieta, entonces no debería afectar que las autoridades médicas estadounidenses establezcan un límite máximo de vitamina D3 en la sangre demasiado bajo y que la IDR de vitamina D sea también demasiado baja. Después de todo, la gente ha estado obteniendo suficiente vitamina D durante milenios, mucho antes de que existieran los suplementos y las autoridades médicas estadounidenses, e incluso Estados Unidos como tal. Por lo tanto, solo tenemos que seguir tomando vitamina D como lo hicieron nuestros antepasados—a través de la luz solar y la dieta—y todo se solucionará, ¿verdad?

No es así.

Nosotros, la gente del siglo XXI, no somos los mismos que la gente de aquellos tiempos antes de que existieran los suplementos, las autoridades médicas americanas e incluso EE. UU. Nuestros comportamientos, creencias y dietas son muy diferentes a las de nuestros antepasados, tanto antiguos como los más recientes. Nosotros, los habitantes del siglo XXI, estamos sufriendo una epidemia silenciosa debido a la deficiencia de vitamina D, y ni siquiera lo sabemos. Eso es lo que aborda este capítulo: la epidemia actual debida a la deficiencia de vitamina.

Empecemos por ver lo que ocurre con la ingesta de vitamina D de la gente, tanto antes como en la actualidad.

Nuestros antepasados y la vitamina D

Para comprender la actual epidemia de vitamina D, tenemos que empezar en el pasado, cuando no había una epidemia. Antes de la Revolución Industrial, en general, las personas de todo el mundo no sufrían deficiencias de vitamina D. No solo no eran deficientes, sino que se puede afirmar que, en general, la mayoría de los grupos alcanzaban niveles satisfactorios de vitamina D. Podemos examinar sus comportamientos generales, creencias y dietas para confirmarlo.

Antes de la Revolución Industrial, la gente alrededor del mundo, en general, vivía según las estaciones. Pasaban tiempo al aire libre, a diario si estaban en los trópicos o cuando la estación lo permitía, si estaban en las zonas templadas. No comían alimentos procesados porque no los había; por el contrario, sus alimentos eran solo locales y de temporada. Para los que vivían cerca de los ríos y los océanos, por lo general, significaba consumir regularmente pescado rico en vitamina D. Antes de la Revolución Industrial, la gente no consideraba que el Sol fuera cancerígeno, por lo que no evitaba exponerse a él. Además, no disponían de protectores solares que les ayudaran a evitar la exposición al Sol.

La Banda Dorada: Los pueblos de los trópicos

Empezaremos analizando los pueblos que viven en las zonas tropicales del mundo, entre los dos paralelos del Trópico de Cáncer y el Trópico de Capricornio, una zona que he apodado la "Banda Dorada". En la Banda Dorada hay generalmente dos estaciones: la estación lluviosa y la estación seca. Durante todo el año, por lo general, hay demasiada luz solar (más de lo adecuado). En casi todos los 365 días del año, los habitantes de la Banda Dorada están expuestos a una cantidad exuberante de rayos UVB, por lo que su piel, normalmente, ha evolucionado para resistir y tomar suficiente luz solar diariamente para recibir regularmente vitamina D3. En realidad, hay tanta luz solar y rayos UVB, que históricamente en la Banda Dorada la piel de las personas tenía niveles de melanina de medios a altos que los protegían de la constante exposición al Sol de una manera más eficaz.[1]

Zonas templadas

Históricamente, las personas que vivían más alejadas de los trópicos, en los hemisferios norte y sur, donde hay cuatro estaciones distintas en el año, tenían cuerpos que se desarrollaban de forma diferente a las personas de la Banda Dorada para compensar sus condiciones de exposición al Sol. Estas personas dependían de los meses soleados del verano (aunque también del otoño y la primavera) para adquirir la vitamina D que les duraría durante los tiempos de escasez, es decir, los oscuros meses de invierno. Para recoger la máxima luz solar que luego se convertiría en vitamina D y se almacenaría (recordemos que la vitamina D es liposoluble, por lo que el cuerpo puede acumularla), históricamente los habitantes de estas regiones geográficas tenían la piel con niveles muy bajos de melanina. Esta piel pálida permitía captar el máximo de luz solar. Por lo general, las actividades de estas personas eran al aire libre en los meses de verano, lo que permitía a su piel captar los rayos del Sol. Estas personas no evitaban el Sol ni lo consideraban cancerígeno.

A diferencia de los pueblos históricos de los trópicos, cuyos cuerpos generalmente se desarrollaron para soportar un suministro relativamente constante de luz solar y vitamina D en el transcurso de un año, históricamente en las zonas templadas los cuerpos de las personas tenían que crear grandes reservas de vitamina D que se agotaban lentamente en el transcurso de cada invierno y principios de la primavera, para volver a empezar el ciclo de adquisición, almacenamiento y uso de vitamina D. Así que, a diferencia de sus vecinos tropicales, los habitantes de las zonas templadas experimentaban picos y caídas o variaciones extremas en sus niveles de vitamina D. Esta variación extrema se traducía, en estas personas, en periodos breves de dosificación de la vitamina D en su punto óptimo y, al final del invierno y principios de la primavera, en su punto más bajo.

Los inuits

Por supuesto, hay excepciones en mis descripciones de cómo funcionaba la vitamina D, en general e históricamente, en las personas que vivían en la Banda Dorada frente a los hemisferios norte y sur. Por ejemplo, podrías estar pensando en los inuits que viven en el Círculo Polar Ártico o cerca de él. Te preguntarás: "¿Por qué los inuits suelen tener la piel más oscura que, por ejemplo, los escandinavos?". La respuesta que propongo se debe a la dieta tradicional que tenían. Retrocedamos un poco para explicarlo. Se cree que los inuit se originaron en algún lugar de la Banda Dorada, por lo que tenían la piel más oscura debido a sus altos niveles de melanina. Acabaron en el Ártico porque seguían la rica y abundante pesca de las costas. Incluso después de abandonar la Banda Dorada y dirigirse al norte, como consumían grandes cantidades de pescado rico en vitamina D—sobre todo "muktuk", que es piel y grasa de ballena—sus niveles de vitamina D3 se mantenían altos durante todo el año. En consecuencia, no había ninguna razón fisiológica para iniciar un cambio genético como la pérdida de pigmentación. El resultado: los niveles de melanina en su piel se mantuvieron altos ya que no dependían de la luz solar para obtener vitamina D.

Nativos Americanos: Los Primeros Casos de la Epidemia

Un grupo histórico en el que los cambios en el estilo de vida condujeron a un profundo aumento del consumo de vitamina D, por lo tanto, su salud en general, son los nativos americanos, en particular los pueblos indígenas de los Estados Unidos. Antes de perder sus tierras y ser confinados en reservas, el estilo de vida de los indígenas de EE. UU. les permitía una exposición elevada al Sol y, para algunos grupos, dietas ricas en vitamina D. Llevaban poca ropa y pasaban mucho tiempo al aire libre, lo que les permitía una importante exposición a los rayos del Sol, y en consecuencia, adquirían vitamina D3. El pescado graso capturado en la naturaleza, como el salmón, permitió a algunos grupos una obtención significativa de vitamina D3 a través de su dieta.

Una vez que los indígenas se vieron obligados a cambiar

radicalmente su estilo de vida, muchos experimentaron un fuerte deterioro de su salud. Tuvieron que adoptar las ropas que venían de Europa, que les cubría gran parte de la piel, con lo que disminuía considerablemente su exposición al Sol y por consiguiente la obtención de vitamina D3. Ya no se les permitía el extenso terreno para emigrar o hacer sus cosas con libertad, como lo venían haciendo tradicionalmente. Tenían que vivir en reservas y pasaban más tiempo en lugares cerrados, lo que también disminuía mucho la exposición al Sol. Su dieta también cambió, pasando de la caza y el pescado silvestres a otro tipo de comida como carnes, cereales y las verduras cultivadas en granjas.

En total, los nativos americanos experimentaron una disminución extrema de su consumo particular de vitamina D3 debido a las condiciones que se les impusieron. La mala salud física y mental no es atípica entre gran parte de la población nativa americana hasta el día de hoy. Afirmo que gran parte de la razón por la que siguen experimentando una salud delicada se debe al bajo consumo de vitamina D3. También sostengo que mientras los nativos americanos fueron los primeros en ser afectados por la epidemia relacionada con la vitamina D, simplemente porque experimentaron una disminución masiva y muy acelerada en su consumo normal de vitamina D, la mayoría del resto de nosotros en los Estados Unidos está sufriendo ahora esa misma afección. Aunque de forma más lenta que nuestros homólogos nativos, el resto de los estadounidenses hemos hecho cambios tan grandes en nuestra dieta y exposición al Sol que también estamos sufriendo los efectos nocivos de un consumo bajo de vitamina D3.

Y al igual que nuestros hermanos nativos americanos, muchos de nosotros hemos empezado a auto medicarnos en un intento por tener vitalidad, felicidad y mejorar la salud.

Cabe aclarar que, he ofrecido una explicación bastante resumida de la experiencia general que tuvieron los inuit, los indígenas y los nativos americanos y sus problemas de salud más recientes.

Por supuesto, los problemas de salud que tenemos ahora entre todas las personas no se deben únicamente a los estragos causados por un consumo bajo de vitamina D3. Sin embargo, sostengo que ciertamente es un factor y probablemente un factor significativo. Permítanme continuar con el argumento.

La vida moderna y la vitamina D3

Aunque con mucha menos rapidez que con lo que les ocurrió a los pueblos indígenas de Norteamérica, muchas personas hoy en día, y en los últimos cien años aproximadamente, han cambiado sus comportamientos, hábitos y creencias con respecto a los que tenían nuestros antepasados, de manera que actualmente no estamos obteniendo las cantidades óptimas de vitamina D3 a través de la exposición a la luz solar o la dieta. Por supuesto, en general, estamos recibiendo la cantidad suficiente de vitamina D para evitar enfermedades como el raquitismo, para mantener el equilibrio de calcio y fosfato en nuestra sangre, y—excluyendo a los adultos mayores—para permitir un adecuado fortalecimiento de los huesos y los dientes. Sin embargo, no estamos recibiendo niveles óptimos, como lo hacían nuestros ancestros recientes y antiguos. En consecuencia, muchos de nosotros, en el mundo actual, estamos sufriendo de múltiples maneras esta deficiencia tan poco conocida.

Evitar el Sol: a diferencia de nuestros antepasados, nuestras actitudes y creencias contemporáneas nos animan de alguna manera a minimizar la exposición al sol, ya sea de forma involuntaria o deliberada. Desde la Revolución Industrial, cada vez menos personas en el mundo desarrollado viven y trabajan de acuerdo con las estaciones. En el caso de los habitantes de los hemisferios norte y sur, donde nuestros antepasados pasaban mucho tiempo cada verano trabajando al aire libre, hoy no lo hacemos. Si tenemos suerte, podemos sacar tiempo para estar al aire libre unas cuantas horas un día durante el fin de semana o en las tardes entre semana. Por lo general, en los meses de verano la mayoría de nosotros no pasa el tiempo necesario al aire libre para que se produzca la exposición al sol que nos permite producir grandes cantidades de vitamina D3, que nuestros tejidos almacenarían para tenerlas a mano en los oscuros meses de invierno.

Sin embargo, no es solo el hecho de que la mayoría de nosotros ya no nos guiamos con las estaciones del año, lo que hace que no recibamos los niveles necesarios de vitamina D3 de la exposición al sol como lo hacían los antepasados. A diferencia de estas comunidades primitivas, creemos que la exposición al sol en exceso es mala para nuestra salud y algo que debe evitarse. Hemos aprendido que la exposición prolongada al sol, sobre todo en el caso de las personas con piel pálida, es decir, con bajos niveles de melanina, acelera el envejecimiento de la piel y, lo que es peor—puede provocar cáncer de piel. Por esta razón, muchos de nosotros en el mundo desarrollado, cuando estamos al aire libre, nos protegemos conscientemente del sol con ropa y protección solar. La protección solar, especialmente la que tiene un factor de protección solar (FPS) muy alto, es la norma para muchas personas en el mundo moderno. Es prudente proteger nuestra piel del Sol porque se ha comprobado que es perjudicial. No obstante, el resultado de evitar el Sol es una de las razones por la cual no desarrollamos niveles adecuados de vitamina D3 en la sangre. Lo que aprenderás en este libro es lo poco saludable que es la deficiencia de vitamina D; y cuán beneficiosos son los niveles óptimos de vitamina D.

Nosotros, en el mundo desarrollado, particularmente, recibimos muy poca vitamina D3 del sol porque nuestros comportamientos y creencias son tales que evitamos el sol. Si bien esto es inteligente en algunos aspectos, hace que la mayoría de nosotros no reciba los niveles óptimos de vitamina D3 de la exposición al sol. Sin embargo, si compensamos esto obteniendo la vitamina D3 necesaria a través de la dieta o de suplementos, podemos conseguir una buena salud.

Dieta: en general, en todo el mundo, tanto en los países desarrollados como en los subdesarrollados, cada vez hay más alimentos procesados en la dieta de las personas. Los alimentos procesados en las fábricas tienen menos nutrientes que los alimentos orgánicos. A pesar de esto, como se señaló en un capítulo anterior, se puede obtener vitamina D3 comiendo pescado graso fresco y en conserva, como el salmón y el atún. Además, la leche y el zumo de naranja suelen ser alimentos ricos en vitamina D (aunque no sabemos si es D2 o D3, ya que no es necesario especificarlo).

Aunque los hábitos modernos han animado a muchos de nosotros a evitar el Sol, no ha habido un cambio paralelo y deliberado en nuestra alimentación de alimentos ricos en vitamina D para equilibrar la gran disminución de producción de vitamina D3 debido a la poca exposición al Sol. Y, en realidad, ¿por qué habría que considerar que las autoridades médicas de EE. UU. establecen arbitrariamente un límite muy bajo para la toxicidad de la vitamina D3 y también promueven una IDR muy baja de vitamina D, lo justo para evitar el raquitismo, pero no lo suficiente para mantener una salud óptima. Reitero, sí, generalmente estamos recibiendo suficiente vitamina D para cumplir con las directrices recomendadas por el Instituto de Medicina de Estados Unidos, pero eso no es suficiente para permitirnos experimentar una buena salud. De hecho, lo que estamos experimentando es justo lo contrario: una salud baja en proporciones epidémicas. ¿Por qué? Yo planteo que se debe a nuestra extrema disminución de la ingesta de vitamina D3.

Basándome en los miles de pacientes que veo a diario en mis consultas médicas, supongo que la exposición al Sol de la mayoría de los estadounidenses es mínima, y no estamos compensando esa vitamina D3 que nos hace falta comiendo más pescado graso o bebiendo ocho o más vasos de leche fortificada o zumo de naranja cada día. Incluso si tomáramos más de estos alimentos y bebidas suplementadas con vitamina D, como he mencionado antes, son inadecuadas, ya que las cantidades añadidas se basan en la IDR, que es insuficiente. Por el contrario, simplemente no la estamos obteniendo. Recibimos suficiente vitamina D para evitar el raquitismo, como se mencionó anteriormente, y, al menos mientras somos jóvenes, para mantener el equilibrio de calcio y fosfato en la sangre y unos huesos y dientes fuertes—lo cual es estupendo—pero no estamos recibiendo niveles suficientes de la dieta o de la exposición al sol para evitar otros problemas de salud graves que resultan de la deficiencia de vitamina D3. En realidad, nos encontramos ante una gran crisis sanitaria, que ha alcanzado proporciones epidémicas.

La migración y sus efectos—También quiero mencionar que la migración ha afectado el consumo de vitamina D en muchas personas. A medida que el transporte y las comunicaciones se han modernizado y se han puesto al alcance de más y más personas, los niveles de migración humana actuales son mucho más altos que en siglos anteriores. Hoy en día, muchas personas de piel más oscura cuyos orígenes genéticos proceden de la Banda Dorada viven en los hemisferios norte y sur, y personas de piel más pálida viven en la Banda Dorada. Actualmente, las personas pueden desplazarse y vivir en zonas del mundo con niveles de luz solar que no "corresponden", por así decirlo, con los niveles de melanina de su piel. Desde el punto de vista biológico y fisiológico, esto puede suponer un reto para algunos.

Como resultado de la migración a nuevas áreas del mundo, muchas personas pueden encontrar que la pigmentación de su piel no esté equilibrada con la exposición al Sol a la que están expuestos. En el caso de una persona de piel oscura que vive en un clima templado, la melanina de su piel le protege de la exposición a los rayos UVB precisamente durante la estación—el verano—en la que su cuerpo más necesita y desea esa exposición para producir y almacenar una gran cantidad de vitamina D3 que le permita pasar el invierno. Además, como casi todos en el mundo desarrollado, las personas con una pigmentación de piel más oscura también evitan el sol. Con buen criterio, quieren proteger su piel del cáncer de piel y minimizar el envejecimiento de la piel debido a la exposición al Sol. Debido a esto y al simple hecho de que sus niveles de melanina los protege de absorber grandes cantidades de UVB, las personas con una pigmentación en la piel más oscura que viven en climas templados, en particular, no obtienen niveles suficientes de vitamina D3 para disfrutar de una salud óptima. El punto es que esta epidemia silenciosa puede estar afectando especialmente a las personas con pieles más oscuras. Es un hecho que las personas de este grupo sufren un índice mucho más alto de enfermedades derivadas de la deficiencia de vitamina D que las personas con niveles bajos de pigmentación de la piel. Las enfermedades cardíacas, la hipertensión, la diabetes y la obesidad, por nombrar algunas, son más comunes en las personas de piel más oscura en comparación con las de piel más clara—y yo sostengo que se debe en gran parte a las deficiencias extremas de vitamina D.

Invierno en Todas las Estaciones

Me doy cuenta de que estoy haciendo mucho énfasis en este punto, pero simplemente estoy tratando de ser muy claro. Así pues, permitidme empezar aclarando que la epidemia actual de carencia de vitamina D no se manifiesta en casos de raquitismo desenfrenados, como les ocurrió a tantos niños pobres en las ciudades durante la Revolución Industrial. Como ya se ha explicado, las autoridades médicas estadounidenses abogan por la administración de suplementos de vitamina D y por la fortificación de los alimentos a niveles muy bajos, pero generalmente suficientes para evitar el raquitismo. Así que, en general, los casos de raquitismo se siguen previniendo por las pequeñas cantidades de vitamina D que consiguen ingerir la mayoría de los niños y las futuras madres.[2]

Sin embargo, nuestros niveles de vitamina D, por lo general, están muy por debajo del nivel óptimo, y un gran número de personas—en mi comunidad, en los EE.UU. y temo que en todo el mundo—están sufriendo. Antes de entrar en cómo se manifiesta esta epidemia, veamos cómo se desencadena.

Como ya se mencionó en el capítulo 3, la vitamina D ha sido identificada erróneamente como una vitamina cuando, en realidad, es una hormona. Una hormona se define como una sustancia que el cuerpo produce para regularse a sí mismo y para estimular las células y tejidos para que entren en acción. Nuestros niveles bajos de vitamina D tan prolongados en la sangre funcionan como una señal que indica al cuerpo cuando prepararse para la hibernación o, al menos, para disponer de una cantidad menor de alimentos. El nivel de vitamina D3 en la sangre actúa como una señal hormonal, controlando cuándo el cuerpo entra en modo de supervivencia durante el invierno y cuándo no. Cuando la hormona que llamamos vitamina D está en niveles óptimos, estos procesos de supervivencia no se activan. Pero con nuestro actual estado de falta de vitamina D, el cuerpo cree que es invierno y entra en modo de supervivencia.

En invierno, para sobrevivir, el organismo hiberna o consume lo que puede, cuando puede, y la mayor cantidad posible. Antes de prepararse para el invierno, el organismo engorda. ¿Le resulta familiar? Un nivel bajo de vitamina D indica a nuestro cerebro que necesitamos engordar. El problema es que tenemos mucha comida, pero la realidad y la lógica no tienen ninguna oportunidad contra las señales hormonales del cuerpo.

Si pudiéramos descartar los mensajes que nos envían las hormonas, entonces o bien habríamos perecido hace mucho tiempo por malinterpretar estas señales internas, no engordar y morir de hambre en invierno—o bien, ¡no necesitaríamos este libro! Este modo de supervivencia invernal prolongado fomenta la obesidad, la disminución del ritmo metabólico y el aumento de la absorción de grasa—todo lo que es crucial para sobrevivir a períodos invernales cortos con poca o ninguna alimentación—pero no a años enteros, un tema que se trata ampliamente en el capítulo 7. El bajo nivel de la hormona de la vitamina D señala nuestro apetito, haciéndonos desear los alimentos más calóricos con el fin de engordar en grasa para sobrevivir al (denominado) invierno; por lo tanto, nos volvemos muy pesados muy rápidamente. Esta señal de supervivencia invernal, como ya sabes, tiene un costo para nuestra salud. Piensa en todas las enfermedades y condiciones de salud que se derivan de un aumento de peso significativo, una tasa de metabolismo disminuida y un aumento de la absorción de grasas como: la obesidad, la diabetes, la hipertensión y las enfermedades coronarias, entre otras. Los niveles bajos de vitamina D3 también anulan nuestra capacidad de conciliar un sueño profundo y reparador, lo que dificulta nuestra capacidad de restaurar nuestro cuerpo y energía (más sobre esto en el capítulo 6). Además, con la deficiencia de vitamina D3, nuestra flora intestinal se resiente, al igual que nuestro sistema inmunitario, lo que resulta en un sistema inmunitario débil (más información en el capítulo 5).

Estas señales hormonales surgieron en nuestro cuerpo como una herramienta para que los seres humanos puedan sobrevivir a períodos de escasez de alimentos, lo cual, para nuestros ancestros, ocurría particularmente durante los inviernos. Aunque las señales siempre han tenido un costo para el cuerpo, el invierno, o el periodo en el que se activaba, solía ser corto e intermitente. Era el precio a pagar por sobrevivir, pero era tolerable por su brevedad.

El problema es que nosotros, los humanos modernos, establecimos normas de estilo de vida—como evitar el sol—que han dado lugar a que nuestros niveles de vitamina D3 estén en niveles bajos durante periodos de tiempo muy prolongados. En consecuencia, el bajo nivel de vitamina D resultante en nuestros cuerpos ha eliminado involuntariamente la hormona que nos impide entrar en esta señalización de supervivencia invernal impulsada por las hormonas. El resultado: niveles epidémicos de personas hoy en día están en modo de supervivencia invernal permanente.

"Síndrome de invierno" es el nombre que le doy a los síntomas que resultan de las señales que hace el cuerpo al entrar en el modo de supervivencia invernal debido a los prolongados períodos de niveles bajos de vitamina D en la sangre. Por lo tanto, este síndrome es lo que yo llamo la epidemia que muchos de nosotros estamos sufriendo hoy en día.

Como ya se ha mencionado, aunque no hay una gran cantidad de investigaciones sobre la vitamina D, existe un pequeño grupo de estudios que muestran los efectos nocivos de los niveles subóptimos de vitamina D3 en la sangre, también conocido como síndrome de invierno. Ocho de estos estudios que puede encontrar en las notas finales asociadas a este capítulo han mostrado los siguientes síntomas:[3,4,5,6,7,8,9,10]

Tabla 5: Síntomas Comunes de los Niveles Subóptimos de Vitamina D3, También Conocidos como Síndrome de Invierno

- Aumento del apetito, especialmente por alimentos de alto contenido calórico
- Metabolismo ralentizado
- Aumento de la absorción de grasas
- Aumento significativo de peso
- Hambre a pesar de un consumo adecuado de alimentos
- Mala calidad del sueño
- Despertarse a mitad de la noche frecuentemente
- Ronquidos
- Síndrome de las piernas inquietas
- Apnea del sueño

- Fatiga
- Debilidad muscular
- Sistema inmunitario debilitado (inmunodepresión)
- Alteración (negativa) de la flora intestinal
- Alergias estacionales
- Asma
- Cáncer
- Influenza
- Enfermedad de Lyme y otras enfermedades víricas raras
- Esclerosis múltiple
- Depresión

Cada uno de ellos requiere mucha explicación, para las que no dispongo de espacio suficiente en este libro. Por ello, cubriré las tres áreas principales de síntomas: el sistema inmunitario (capítulo 5), el sueño (capítulo 6) y el metabolismo y los problemas relacionados con el peso (capítulo 7).

Otra razón para no cubrir todas las áreas es que hay mucho solapamiento. Además, otros libros bastante elaborados cubren también muchas de estas áreas.

Un Día de Verano Cada Día

Imagina un verano en tu vida en el que hayas pasado un día completo al aire libre. Puede que estuvieras en la playa. Tal vez hayas hecho un trabajo exhaustivo en el jardín. Tal vez estabas viendo a tus hijos todo el día participando en un torneo de béisbol—o quizás eras tú quien jugaba en el torneo deportivo durante todo el día. Aunque estuvieras cubierto completamente de crema solar o llevaras vestimenta larga para protegerte del sol, es probable que recibieras una dosis alta de vitamina D3 estando al aire libre, especialmente comparándolo con tu consumo normal y nivel normal de vitamina D3 en la sangre.

Durante ese día al sol, probablemente te sentirías muy vivo y con mucha energía, pero luego en noche cansado, por lo que dormiste bien.

¿Por qué te cansaste tanto y dormiste tan bien? ¿A qué se debe esto? Yo sostengo que se debe a ese enorme impulso de vitamina D3 producido por la prolongada exposición a los rayos UVB ese día. Claro que otros factores contribuyeron, como la actividad física y el calor. Si has consumido alcohol o te has relajado, eso también influye. Aun así, después de un largo día al sol, una persona podría producir decenas de miles de UI de vitamina D3. Sí, esto es evidentemente una especulación, ya que no hay una manera exacta de tener en cuenta todos los factores que juegan en tal escenario, pero es probable que ese sea el caso. La cuestión es que incluso un aumento a corto plazo de miles de UI de vitamina D3 puede dar (a los que sufrimos el síndrome de invierno) un efecto notablemente positivo. Esto nos lleva al siguiente punto: con la ingesta diaria ideal de suplementos de vitamina D3, podemos librarnos de este síndrome invernal y estar en una posición que nos permite disfrutar de esta increíble sensación de estar bajo el sol durante todo el año. Exploremos esto.

Para empezar, ten en cuenta que estoy recomendando suplementos de vitamina D3 como remedio al síndrome de invierno. No estoy recomendando salir al exterior sin protección y exponerse al Sol. Cuando la esperanza de vida era más corta, la exposición al Sol no era un problema, pero ya no es así. Tenemos que proteger nuestra piel de la posibilidad de cáncer y otros males inducidos por el Sol, por lo que no defiendo en absoluto que tengas una exposición al Sol excesiva o sin protección. (Sin embargo, tampoco abogo por evitarlo tanto. Algunos sostienen que la vitamina D producida por la exposición al Sol tiene grandes beneficios. Aun así, hay que tener cuidado en este aspecto porque la protección de la piel es muy importante). Lo que yo defiendo es lo que llamo "dosificación óptima" de los suplementos de vitamina D3.

Cuando se hace una dosificación óptima de los suplementos de vitamina D3, se aumenta el nivel de vitamina D3 en la sangre para que se estabilice en un nivel óptimo y el cuerpo pueda experimentar lo que yo llamo "efectos de Madison-HannaH". Los efectos Madison-HannaH significan que tu cuerpo está preparado para estar en su estado más saludable. Es cuando tu metabolismo está en "modo verano". Tu sueño es profundo y reparador, lo que permite a tu cuerpo restaurarse y recuperar energía fácilmente. Tu sistema inmunitario está lo más fortalecido posible para defenderse de los virus y las bacterias, y prevenir cualquier mal funcionamiento,— desde las alergias hasta el Alzheimer o el cáncer. El cuerpo bajo los efectos de Madison-HannaH se encuentra en un estado opuesto al del síndrome de invierno.

En la dosis óptima, todos los síntomas asociados con el síndrome de invierno (enumerados en la tabla 5) desaparecen, y los efectos de Madison-HannaH entran en acción. Los cambios metabólicos se invierten. Se puede dormir mejor y el sistema inmunitario y la flora intestinal mejoran. Para ser claros, una dosis óptima de vitamina D3 no te hará ser mejor de lo que puedes ser, lo que significa que, por ejemplo, no curará una pierna fracturada en la mitad del tiempo necesario. Por el contrario, te posiciona para ser la mejor versión de tí mismo que tu ADN te permita. Con una dosis óptima, la mayoría de las personas nunca se han sentido mejor en toda su vida adulta.

Dosificación Óptima

Como he señalado muchas veces y explicado a fondo en el capítulo 3, la vitamina D3 en la dosis actual y los niveles sanguíneos actuales es adecuado para prevenir el raquitismo y, tal vez al menos mientras las personas son jóvenes, mantener niveles adecuados de calcio y fosfato en la sangre, pero no mucho más. Cuando al principio empecé a suplementar a mis pacientes y a mí mismo con vitamina D3 mantuvimos la IDR. El resultado: a partir de las pruebas de los niveles de vitamina D3 y calcio en la sangre de mis pacientes, tomando la IDR de vitamina D3, proporcionó poco o ningún efecto. La IDR es sencillamente demasiado pequeña para que el cuerpo deje de padecer el síndrome de invierno y pase al "modo verano" o a los efectos de Madison-HannaH.

Con las recomendaciones de la Dra. Gominak que sirven para respaldar esta idea, aumenté las cantidades que recomendaba a 20.000 UI por día. Solo cuando los pacientes tomaron 20.000 UI por día reportaron un efecto positivo notable—mejor sueño y una mejora en general. Sin embargo, cuando estos pacientes bajaban a la dosis recomendada por la Dra. Gominak de 10.000 UI al día, sin excepción, reportaban que volvían a tener dificultades para dormir y perdían ese estado de bienestar.

Seguí experimentando y pronto aumenté mi dosis personal a 30.000 UI al día. Después de un año sin ningún efecto negativo y con muchas mejoras notables, recomendé a todos los pacientes bajo mi cuidado que también tomaran 30.000 UI de vitamina D3 al día. Todos mis pacientes que llegaron posteriormente comenzaron con esta dosis. Y ha funcionado muy bien.

Al principio, analizaba los niveles de sangre de los pacientes con el objetivo de mantener sus niveles de vitamina D3 entre 80 y 120 ng/ml. Sin embargo, con el pasar de los años, he llegado a la conclusión de que con una dosis diaria óptima de vitamina D3 de 30.000 UI el nivel óptimo de vitamina D3 en la sangre debería estar entre 100-140 ng/ml. Con esta conclusión, ahora llamo a los 30.000 UI diarias de vitamina D3 la "Administración Diaria Óptima", o ADO, de vitamina D3 y a los 100-140 ng/ml de vitamina D3 en la sangre el "Nivel Sanguíneo Óptimo Clínico", o NSOC, de vitamina D3 en la sangre. En el resto de este libro encontrarás que utilizo la ADO y el NSOC con regularidad.

Durante los últimos ocho años, mis pacientes y yo hemos estado tomando este ADO de vitamina D3 y hemos mantenido también el NSOC. Aparte de dos pacientes que se quejaron de malestar estomacal al comenzar el tratamiento de la dosis óptima, no ha habido otros efectos secundarios negativos. No ha sucedido ni un solo caso de hipercalcemia, lo que no debería sorprender, teniendo en cuenta que en el capítulo 3 entramos en detalle sobre cómo los resultados indican que la hipercalcemia no comienza hasta que los niveles de vitamina D3 en la sangre alcanzan el nivel de 300-450 ng/ml.

Para los lectores que aún estén preocupados por la toxicidad, recuerden que también hablé de lo difícil que es aumentar el nivel de vitamina D3 en la sangre de una persona. Por lo tanto, es muy poco probable que alguien tenga una sobredosis accidentalmente con estas cantidades diarias óptimas de 30.000 UI que recomiendo. De los miles de pacientes a los que he recomendado esta dosis y que la han tomado diariamente a lo largo de los años, el nivel sanguíneo más alto que he visto fue de 250 ng/ml. Resultó que esta paciente había estado tomando accidentalmente el doble de la dosis recomendada. Incluso con este nivel de la sangre, sus niveles de calcio eran normales. Aparte de este caso, el nivel más alto que he encontrado fue de 150 ng/ml, un nivel 10 ng/ml por encima del límite superior del NSOC, pero que sigue siendo seguro. Estoy convencido de que los lectores que ingieren la ADO de vitamina D3—30.000 UI al día—se mantendrán muy alejados del rango de toxicidad de la vitamina D3.

La dosis óptima solo te permite convertirte en lo que puedes y debes ser. No es como tomar esteroides anabólicos que te hacen más fuerte y se recuperan del esfuerzo físico más rápido, pero a un enorme costo para tu salud y causando un gran desequilibrio en tu sistema. Los resultados naturales de la dosificación óptima se discuten más adelante en el libro. Encontrarás un capítulo para cada área principal a la que afecta la dosificación óptima, como lo son, el sistema inmunológico, el "sistema" del sueño y los sistemas metabólicos.

La UI y la Dosificación

Ya que hemos pasado tanto tiempo considerando las dosis de vitamina D3, tomemos un momento para considerar la dosificación de los suplementos, en particular la unidad de medida utilizada para su dosificación. Como has leído hasta ahora en el libro y tal vez hayas notado en la sección de suplementos de la farmacia, las dosis de vitamina D3 se miden en "IU", que significa "unidad internacional".

Aquí tienes una definición de la "unidad internacional":

> Es la unidad utilizada en farmacología y se basa en la actividad biológica de la sustancia. El objetivo de la UI es poder comparar estos, de modo que las diferentes formas o preparaciones con el mismo efecto biológico contengan el mismo número de UI. Para ello, el Comité de Expertos en Normalización Biológica de la OMS proporcionan una referencia de la preparación del agente, fija de manera arbitraria el número de UI que contiene esa preparación y especifica un procedimiento biológico para comparar otras preparaciones del mismo agente con la misma de la referencia. Dado que el número de UI contenidas en una nueva sustancia se establece de forma arbitraria, no hay equivalencia entre las mediciones de UI de diferentes agentes biológicos. Por ejemplo, una UI de vitamina E no puede equipararse a una UI de vitamina A en ningún sentido, ni siquiera en cuanto a masa o eficacia.[11]

Si se compara la IDR de vitamina D3, que para la mayoría de la gente es de 600 UI al día, con la dosis óptima o ADO que sugiero, 30.000 UI al día, esto podrá parecer extraordinariamente grande. Lo que quiero señalar aquí es que esta escala de UI, que se basa en valores numéricos, puede darnos una imagen exagerada de la cantidad de vitamina D3 en mis recomendaciones de dosis más altas. Tomemos mi ADO de 30.000 UI de vitamina D3. Esto parece ser una dosis desproporcionada. Si se tratara de onzas de oro, estas 30.000 serían 30.000 onzas, que es una cantidad descomunal de oro. Sin embargo, no estamos hablando de oro u onzas, sino de unidades internacionales, UI. Al convertir las UI de vitamina D3 en unidades de medida con las que estamos más familiarizados, 30.000 UI no es una cantidad tan grande. De hecho, 40.000 UI de vitamina D3 son solo un miligramo; 30.000 UI son menos que el peso de una mosca.

Por lo tanto, al consumir 30.000 UI al día una persona está, de hecho, tomando solo 750 microgramos. Cuando lo miras de esta manera, te das cuenta de lo poco que es una dosis de 30.000 UI al día.

Dicho esto, tenga en cuenta que las dosis son relativas. Por ejemplo, el cianuro, no es algo que quieras consumir, no importa la dosis.

Resumen del capítulo

Hemos aprendido que la vitamina D se desarrolló históricamente en el cuerpo humano como un sistema de señalización hormonal. Debido a que el cuerpo produce vitamina D3 a partir de la exposición al Sol, cuando los niveles de vitamina D3 en la sangre son altos, eso le indica al cuerpo que puede estar en "modo verano". En invierno, cuando hay muy poco sol, los niveles de vitamina D3 en la sangre del cuerpo son muy bajos, lo que indica al cuerpo que puede sobrevivir en un "modo de supervivencia invernal". El cuerpo humano desarrolló este sistema de señalización hormonal como una forma de asegurar la supervivencia, particularmente en los cortos periodos de escasez durante el inverno.

Sin embargo, en el mundo moderno, generalmente no nos exponemos mucho al Sol. Por lo general, ya no pasamos tiempo al aire libre ni vivimos acorde con las estaciones como lo hacían nuestros antepasados. Además, hemos aprendido que la exposición en exceso al Sol puede afectar la piel e incluso causar cáncer, por lo que relativamente el poco tiempo que estamos al aire libre, evitamos el Sol con la ropa que usamos y protector solar. En el caso de las personas con pieles más oscuras, la melanina de su piel añade una barrera adicional para que reciban los rayos UVB, que luego serían procesados para producir vitamina D3. Por estas razones, muchos de nosotros hoy en día hemos configurado de manera inadvertida nuestros sistemas internos de señalización hormonal de la vitamina D3 para creer que estamos en modo de supervivencia invernal durante todo el año. ¿Qué significa estar en modo de supervivencia invernal todo el año? Significa que nuestro cuerpo nos indica que comamos lo que podamos, cuando podamos, y la mayor cantidad posible. El resultado directo e indirecto de esto es una serie de condiciones de salud y causar enfermedades. Llamo a este estado de salud subóptima "síndrome de invierno".

Lo contrario del síndrome de invierno es un estado de salud óptimo que he bautizado como "efectos Madison-HannaH". Puedes alcanzar los efectos Madison-HannaH tomando ADO de vitamina D3—30.000 UI—para llevar tu nivel de vitamina D3 en la sangre al óptimo (NSOC)—100-140 ng/ml. Durante los últimos seis años, mis pacientes y yo hemos trasladado nuestros cuerpos del síndrome de invierno a los efectos Madison-HannaH tomando ADO. Física, mental y emocionalmente hemos conseguido grandes mejoras, que conocerás en el resto del libro. Mi objetivo al escribir este libro es informarte sobre la salud óptima que también puedes disfrutar tomando ADO de vitamina D3.

Próximo Paso

Los tres capítulos siguientes exploran cómo los principales sistemas del cuerpo se benefician de una dosis óptima de vitamina D3 y cómo se deterioran cuando los niveles de vitamina D3 no son óptimos. Las tres áreas incluyen el sistema inmunológico (capítulo 5), el "sistema" del sueño (capítulo 6) y los sistemas metabólicos y el peso (capítulo 7). El siguiente tema es el efecto directo e indirecto de la vitamina D3 en el sistema inmunitario.

Capítulo 4 Notas

1.   N.G. Jablonski y G. Chaplin, "The Colours of Humanity: The Evolution of Pigmentation in Human Lineage", *Philosophical Transactions of the Royal Society B: Biological Sciences* 372, n° 1724 (2017), doi: 10.1098/rstb.2016.0349.

2.   L.A. Greenbaum, "Rickets and Hypervitaminosis D", en *Nelson Textbook of Pediatrics*, 20.ª edición, (eds.) R.M. Kliegman, B.F. Stanton, J.W. St. Geme y N.F. Schor (Filadelfia: Elsevier, 2016), 331-340.

3.   A.C. Looker et al. "Serum 25-hydroxyvitamin D Status of Adolescence and Adults in Two Seasonal Subpopulations from NHANES III", *Bone* 30, no. 5 (2002): 771-777.

4.   M.F. Holick y T.C. Chen, "Vitamin D Deficiency: A Worldwide Problem with Health Consequences", *American Journal of Clinical Nutrition* 87, no. 4 (abril de 2008): 1080S-1086S, doi: 10.1093/ajcn/87.4.1080S.

5.   M. Rahmaniyan y N.H. Bell, "Racial, Geographic, Genetic and Body Habitus Effects on Vitamin D Metabolism", en *Vitamin D*, 2nd ed., (eds.) J.W. Pike, D. Feldman, and F.H. Glorieux (New York: Academic Press, 2005), 789-801.

6.   G.E.H. Fuleihan et al. "Hypovitaminosis D in Healthy Schoolchildren" (Hipovitaminosis D en escolares sanos), *Pediatrics* 107, no. 4 (abril de 2001): 53-59.

7.   P. Lips et al. "A Global Study of Vitamin D Status and Parathyroid Function in Post-menopausal Women with Osteoporosis: Baseline Data from the Multiple Outcomes of Raloxifene Evaluation Clinical Trial," *Journal of Clinical Endocrinology Metabolism* 86, (2001): 1212-1221.

8.   J.J. McGrath et al. "Vitamin D Insufficiency in Southeast Queensland" (Insuficiencia de vitamina D en el sureste de Queensland), *Medical Journal of Australia* 174, no. 3 (febrero de 2001): 150-151.

9.   R.K. Marwaha et al. "Vitamin D and Bone Mineral Density Status of School Children in Northern India," *American Journal of Clinical Nutrition* 82, no. 2 (1 de agosto de 2005): 477-482, https://doi.org/10.1093/ajcn/82.2.477.

10. S.H. Sedrani, "Low 25-Hydroxyvitamin D and Normal Serum Calcium Concentrations in Saudi Arabia: Riyadh Region", *Annals of Nutrition and Metabolism* 28, no. 3 (1984): 181-185, doi: 10.1159/000176801

11. "Unidad internacional", Wikipedia, modificada por última vez el 12 de mayo de 2018, consultada el 13 de septiembre de 2018, https://www.en.wikipedia.org/wiki/International_unit.

Capítulo 5

Optimizando el Potencial del Sistema Inmunológico

Uno de los principales componentes del síndrome invernal son sus efectos sobre el sistema inmunitario. Por alguna razón que aún no está clara, se ha descubierto que la ADO de la vitamina D3 es fundamental para que nuestro sistema inmunitario funcione de forma óptima. Este capítulo explora la conexión entre los niveles de vitamina D3 en la sangre y el vigor del sistema inmunitario a través de su respuesta a las enfermedades comunes, empezando por la gripe.

Al comenzar esta exploración, hagamos un rápido repaso de lo que hemos aprendido sobre el cuerpo humano, la luz solar y la vitamina D3. En los hemisferios norte y sur, hay grandes variaciones en la disponibilidad de luz solar en cada estación, por lo que hay grandes alteraciones en la cantidad de vitamina D3 que las personas obtienen de una estación a otra. En los meses de verano hay un exceso de luz solar, y en los meses de invierno es limitada. Para suavizar esta variabilidad, el cuerpo almacena el exceso de vitamina D3 que obtiene durante el verano, para poder utilizarla durante las épocas de escasez, que son los meses de invierno. El cuerpo también depende de que los niveles de vitamina D3 disminuyan significativamente—incluso hasta cero—en el invierno, ya que esta es la señal hormonal del cuerpo para entrar en el modo de supervivencia invernal, que trataremos en el capítulo 7.

En invierno, cuando el nivel de UVB cae, el cuerpo extrae lo que ha almacenado de vitamina D3 para satisfacer sus necesidades. Sin embargo, con la práctica actual de evitar el sol durante todo el año, se ha producido una grave interrupción en este ciclo de obtener un exceso de vitamina D3 en el verano que luego se almacena y utiliza durante los meses de invierno. Como resultado, durante todo el año, nuestros niveles de vitamina D3 en la sangre no son óptimos. Por lo tanto, la mayoría de nosotros sufrimos el síndrome de invierno sin ser conscientes de ello.

Dejando de lado el síndrome de invierno, para los que viven en las zonas templadas, esta variación estacional de los niveles de D3 en la sangre es la clave de por qué solemos desarrollar enfermedades estacionales. Incluso con el síndrome de invierno activo (por lo tanto, todo el año tenemos niveles bajos de vitamina D3 en la sangre), durante el invierno, nuestros niveles de vitamina D3 están en su punto más bajo. El invierno es la época del año en la que la gente se resfría y contrae la gripe o la influenza con más frecuencia. Lo que hemos descubierto es que existe una relación directa entre el invierno, que es la época del año en la que nuestros niveles de vitamina D3 están más bajos, y el hecho de que también sea la temporada de gripe.

Antes de explorar esta conexión, tomémonos un momento para analizar la gripe. Estos son los síntomas generales de la gripe:

- Aumento de la temperatura corporal
- Goteo nasal
- Congestión nasal
- Tos
- Dolor muscular
- Dolor de garganta
- Fatiga
- Neumonía
- Muerte

Hay diferentes cepas de gripe que pueden infectar a los seres humanos. Cada año circulan varias de estas por todo el mundo. A menudo, nunca son las mismas cepas, ya que mutan creando otras nuevas. Así, cada año nuestro sistema inmunitario se enfrenta a nuevas cepas.

Existe la gripe tipo A, que es la cepa más suave, y la gripe tipo B, la cepa más agresiva y mortal. También hay una gripe de tipo C. Estas cepas pueden causar lo que se llama pandemias. La gripe, ya sea del tipo A, B o C, es más mortífera en las personas con sistemas inmunitarios débiles.[1] Los más propensos a infectarse y sufrir los peores efectos son los más jóvenes o los más mayores. Los más jóvenes son vulnerables porque no han tenido una exposición previa o desarrollado ninguna resistencia a las cepas de la gripe. Las personas de edad avanzada suelen tener un sistema inmunitario frágil. Cualquier persona de cualquier edad con un sistema inmunitario débil es vulnerable a la gripe. Los infectados tienen efectos que van desde una enfermedad leve hasta la muerte. Por lo general, entre 250 y 500 mil personas mueren cada año a causa de la gripe, y entre 2 y 5 millones de personas están gravemente enfermas.[2]

Volvamos a la conexión de la que hablábamos hace algunos párrafos. El invierno es el momento álgido de la temporada de gripe o influenza. Entonces, ¿por qué contraemos la gripe en invierno? Para reiterar, tanto en el hemisferio norte como en el sur, la temporada de gripe alcanza su punto máximo durante el periodo de menor exposición posible a los rayos UVB. Pero esto es también después de un período de baja o inexistente exposición a los rayos UVB. Sin exposición a los rayos UVB no producimos vitamina D3. Recuerde que para la mayoría de las personas en el mundo la luz solar es su principal y a menudo única fuente de vitamina D. Por lo tanto, aquellos que se enferman ya han utilizado toda su vitamina D3 almacenada (si es que tenían alguna partiendo de ello). No producirán ni han producido ninguna durante algún tiempo.

Anteriormente escribí que la mayoría de nosotros no recibimos suficiente vitamina D3 de ninguna fuente—luz solar, dieta o suplementos—lo que resulta en el síndrome de invierno. Incluso aquellos que toman la IDR de vitamina D3 en forma de suplemento no reciben suficiente vitamina D3 porque la IDR no se acerca a la cantidad necesaria. Entre el hecho de que no producimos suficiente vitamina D3 y que nuestras dietas y suplementos carecen de la vitamina D3 adecuada, en invierno la mayoría de nosotros somos como placas de petri a la espera de una infección. Tenemos deficiencia con el principal estimulante de nuestras defensas congénitas, la vitamina D3. Por lo tanto, tenemos una resistencia mínima frente a la gripe y a otros agentes infecciosos. Esta es la razón por la que el invierno es el pico de la temporada de gripe.

Hay que tener en cuenta que en 1965 Robert Edgar Hope-Simpson planteó la conexión entre la vitamina D3 y la gripe.[3] Aunque reconoció esta correlación, sus hallazgos han sido mayormente ignorados. Piense en cuántas vidas se podrían haber salvado si sus hallazgos se hubieran seguido estudiando. Sin embargo, me atrevo a pensar que, aunque se hubiera estudiado más, no se habría conseguido nada, ya que los niveles sanguíneos más altos aceptados de vitamina D3 son increíblemente bajos debido a las decisiones tomadas arbitrariamente en torno al nivel tóxico establecido, pero poco acertado, de vitamina D3 en la sangre, como se ha comentado en el capítulo 2.

Aunque no es muy clara la razón que hay detrás de la relación entre los niveles de vitamina D3 en la sangre y las capacidades de nuestro sistema inmunitario, lo que está claro es la existencia de ella. Pronto compartiré los resultados de mi propia experiencia y la de mis pacientes con la vitamina D3 en el NSOC durante los meses de invierno. En primer lugar, vamos a seguir explorando un poco más esta relación entre la vitamina D3 y la gripe.

Todos los años se nos advierte a los que vivimos en el mundo desarrollado sobre la próxima temporada de influenza. Esto ocurre, por supuesto, durante el invierno. Es entonces cuando se nos dice que nos vacunemos contra la gripe.

En la Banda Dorada, o áreas del mundo entre el Trópico de Cáncer y el Trópico de Capricornio, la gente si sufre de gripe, pero no tienen epidemias (excepto aquellos que están expuestos a temporales de lluvia prolongados donde por extensos períodos reciben muy poca luz solar para producir vitamina D3). Suficientes personas en la Banda Dorada tienen niveles óptimos de vitamina D3 debido a su exposición diaria al Sol por lo que normalmente no hay epidemias de gripe (de nuevo, excepto aquellos que les toca vivir largas temporadas de lluvias) en sus regiones como nosotros en los hemisferios norte y sur experimentamos cada invierno. Aun así, experimentan un pico de gripe durante la época de lluvias. Durante este tiempo es cuando, en la Banda Dorada, los rayos UVB se reducen y la gente se queda en casa durante periodos de tiempo prolongados con una producción escasa de vitamina D3. De este modo, incluso en la Banda Dorada, se puede discernir la relación entre los niveles de vitamina D3 en la sangre y los niveles de inmunidad de las personas.

Medidas preventivas

Si un número suficiente de personas tiene niveles óptimos de vitamina D3 en la sangre, su sistema inmunitario estaría fortalecido y la gripe no se propagaría. Esto se basa en la misma teoría y se ha comprobado en la vida real que la vacunación contra la gripe o cualquier otra vacuna. Si hubiera suficientes personas tomando óptimas dosis de vitamina D3, entonces incluso durante el invierno, podríamos disfrutar de condiciones de gripe y resfriado similares a las del verano, lo que significa que no habría epidemias. Cuando un número suficiente de personas se somete a la ADO de la vitamina D3, podemos prevenir la gripe en nosotros mismos de forma individual, y también podemos prevenir las epidemias de la misma.

Quizás esté pensando que ya tenemos la vacuna de la gripe, que también es una medida preventiva. Estoy de acuerdo que, sí, las vacunas contra la gripe están destinadas a la prevención. Pero debido al rápido ritmo de mutación de la gripe, los científicos, virólogos y médicos pueden terminan equivocándose en su predicción de la composición de la vacuna antigripal de un año determinado. Cada año, los científicos, virólogos y médicos deben prever las cepas de gripe que circularán. Luego deben desarrollar la proporción correcta de antígenos prevista para producir una vacuna eficaz. Debido a este juego de adivinanzas, la vacuna resultante a menudo solo es eficaz contra unas pocas de las muchas cepas de la gripe. Otro gran reto es convencer a un número suficiente de personas para que se apliquen la vacuna y esta funcione para evitar una epidemia. Estos dos retos son lo suficientemente grandes como para que la vacuna de la gripe sea una medida preventiva poco fiable contra la propagación de la gripe. Por esta razón, propongo que la medida preventiva más eficaz es la ADO de vitamina D3, una teoría con la que espero que estés de acuerdo una vez que lea los resultados que mis pacientes y yo hemos experimentado durante ocho años y contando desde que empezamos a tomar suplementos de ADO.

De Debilitado a Fortalecido: El Silencio del Invierno

Han pasado ocho años desde que empecé a recomendar a mis pacientes que tomaran dosis óptimas de vitamina D3. Mis pacientes y yo hemos pasado por ocho temporadas de gripe, una de las cuales fue particularmente mala.

De mis pacientes que actualmente han tomado sus suplementos de vitamina D3 según las indicaciones, en ADO, rara vez contraen gripe. La mayoría de los que enfermaron lo hicieron solo durante el primer año.

Esto se debe a dos razones. En primer lugar, durante el primer año, los pacientes seguían teniendo niveles bajos en vitamina D3 para empezar, que les llevó tiempo desarrollar niveles sanguíneos óptimos. En segundo lugar, durante el primer año, al principio recomendé la dosis diaria continuada que había aconsejado la Dra. Gominak, que era de 10.000 UI al día y después de 20.000 UI, antes de establecer finalmente la dosis óptima de 30.000 UI al día. Aun así, solo un pequeño número de personas enfermó durante este tiempo, y fue una cepa de gripe más agresiva con la que tuvimos que lidiar en este momento. Veamos este caso detalladamente.

En abril de 2009, surgió un nuevo virus de la gripe en Norteamérica—el H1N1—y provocó la primera pandemia del siglo XXI. Este virus no estaba relacionado con las anteriores cepas de gripe estacional que circulaban, pero tenía similitudes genéticas con las cepas de gripe H1N1 de cerdos, aves y humanos. Como se trataba de un virus nuevo y nadie había estado expuesto a él previamente para desarrollar la inmunidad, afectó a todos los grupos de edad. En Estados Unidos, los Centros para el Control y la Prevención de Enfermedades (CCPEEU) estimaron que entre abril de 2009 y abril de 2010 se produjeron 61 millones de casos, 274 mil hospitalizaciones y 12 mil muertes atribuidas al virus. A diferencia de la gripe estacional, la mayoría de las muertes se produjeron en personas de entre dieciocho y sesenta y cuatro años.[4]

Fue esta gripe de 2010 a 2011 la que enfermó a algunos de mis pacientes. Algunos de los que estaban bajo mi cuidado y seguían mis recomendaciones de vitamina D3 de 10.000, y más tarde 20.000 UI al día, enfermaron. De ellos, unos pocos contrajeron esta cepa más agresiva. Sin embargo, solo dos de mis pacientes enfermaron gravemente de H1N1. Ambos eran adultos mayores, no habían estado tomando la dosis de vitamina D3 que recomendé durante mucho tiempo, y no estaban muy bien de salud para empezar. Recuerde que, aunque la ADO de vitamina D3 aumenta el sueño y muchos otros aspectos de la salud óptima, se necesita tiempo para restaurar la salud de una persona, especialmente si ésta ha sido deficiente durante décadas.

Entonces, ¿qué pasó con los dos que contrajeron la cepa H1N1 más virulenta? Ambos pacientes sobrevivieron. Atribuyen la super-vivencia a la toma de dosis más altas de vitamina D3. No solo eso, sino que día a día notaron una mejora en su salud, es decir, al margen de los efectos de la gripe sobre ellos. Una de ellas era mi madre. Desde ese año no hemos tenido una mala temporada de gripe, lo cual es fortuito. Desde entonces y hasta hoy, ninguno de mis pacientes que están tomando ADO de vitamina D3 han contraído la gripe.

De hecho, una vez que mis pacientes se dieron cuenta de la relación entre tomar la ADO de vitamina D3 y no contraer la gripe, empezaron a hacer un seguimiento. Empezaron a notar qué pacientes en la sala de espera estaban enfermos de gripe, los que tenían tos, secreción nasal y otros síntomas de la gripe. Una vez en la intimidad de la sala de consulta, me preguntaban si la persona con síntomas de gripe en la sala de espera no estaba tomando la ADO de vitamina D3. Por supuesto, no compartiré la información de mis pacientes, pero en ese momento aprecié que reconocieran que la dosis óptima de vitamina D3 funcionaba.

En cuanto a los pacientes enfermos en la sala de espera, o bien eran pacientes nuevos que desconocían las recomendaciones sobre la vitamina D3 o casos raros donde mis pacientes no tomaban las dosis óptimas que yo recomendaba. Aunque la vitamina D3 puede obtenerse a un bajo precio, recuerde que ejerzo mi labor en una de las regiones más pobres del país, por lo que algunos de mis pacientes no podían permitirse comprar la Vitamina D3. Para ellos, yo la prescribía y a menudo estaba cubierta por el seguro, pero no siempre. En algunos casos, los pacientes se negaban (una o dos veces) a tomarla o, a pesar de tomarla, normalmente como consecuencia de la cirugía bariátrica, no podían elevar sus niveles sanguíneos a un estado óptimo o no elevar sus niveles sanguíneos en absoluto a pesar de la dosis.

Como médico, es parte de mi trabajo estar en contacto con personas enfermas. Como ya he dicho, aunque tengo muchos pacientes que toman ADO de vitamina D3, no lo son todos, especialmente los nuevos. Así que en los últimos ocho años, he tenido una exposición frecuente a pacientes infectados por la gripe. Esos pacientes enfermos de gripe, normalmente pacientes nuevos, a menudo intentaban protegerme de su gripe. Se tapaban la boca con el codo cuando estornudaban. Me advertían que no les diera la mano. Mi respuesta: No les hacía caso. Me parecía importante mostrar a todos los pacientes, especialmente a los nuevos y escépticos, lo protectora que podía ser la vitamina D3 en dosis y niveles sanguíneos óptimos. Además, tenía curiosidad por saber si lo que estaba viendo era real. ¿Esta dosis de vitamina D3 realmente estaba marcando esta gran diferencia? Parecía demasiado bueno para ser verdad. Además, pensaba por otro lado: si es cierto, ¿por qué nadie lo había propuesto antes?

Con los pacientes que estaban enfermos de gripe, les tocaba las manos y me acercaba a ellos. ¿Y qué pasó? No me contagie de gripe en más de ocho años. Ni siquiera una vez. A pesar de mis frecuentes contactos con pacientes enfermos de gripe. Mi protección: la dosis óptima y unos niveles sanguíneos óptimos de vitamina D3.

Se produjo otro fenómeno que considero asombroso. Lo llamo el "silencio invernal". Esto es cuando durante los meses de invierno, a menudo pasaba largos períodos de tiempo y no tenía ni uno solo de mis pacientes habituales que enfermara de gripe. Esto ocurría cada año durante el pico de la temporada de influenza. Así que cuando uno de estos pacientes se presentaba con síntomas de gripe, sobresalía. Mientras que en años anteriores—antes de que empezara a recomendar la ADO de vitamina D3—era habitual tener la consulta llena de pacientes enfermos de gripe, pacientes con tos, estornudos o se sonaban la nariz.

Este silencio invernal tuvo un impacto significativo en los pacientes a mi cargo. Antes muchos de estos pacientes requerían muchos médicos. Pero con la ADO de vitamina D3 pronto requerían menos visitas médicas en general, ya que padecían menos. Cada vez menos dolencias les afligía. No, no tenían una salud perfecta, pero en general se sentían mejor. Los que estaban bajo mi cuidado se dieron cuenta del marcado contraste entre mi consulta y las de otros médicos. Esto ocurría en mi sala de espera, ya que a menudo tenían que esperar largos periodos de tiempo. Tenían más tiempo para darse cuenta de que en mi sala de espera, en comparación con la de otros médicos a los que acudían, no había personas con gripe que estuvieran esperando para verme. Fue sorprendente.

Si comparamos lo que ocurría entre mis pacientes con el número normal de personas que enferman cada temporada de gripe, la diferencia es significativa. Sí, el número varía de un año a otro, pero recientemente entre el cinco y el veinte por ciento de la población de Estados Unidos enfermó de gripe. Con tal variedad de personas que enferman de gripe cada año, es extraordinario que entre mis pacientes que toman ADO de vitamina D3, nadie haya contraído gripe. Adapté mi consulta para asegurarme de que los pacientes fueran atendidos en el menor número de visitas posible, por lo que vi un gran número de pacientes únicos a lo largo de los años.

Durante aproximadamente seis años, atendí a unos 5.000 pacientes, y la mayoría compartieron mis recomendaciones con amigos y familiares, que también empezaron a tomar dosis óptimas de vitamina D3 y siguieron tomándola porque les cambió la vida a mejor. Sí, todos recibieron la charla sobre la vitamina D porque siempre he sido muy apasionado.

Hay mucho padecimiento a causa de la gripe. Recientemente, en EE.UU., 200.000 personas tuvieron que ser hospitalizadas y 36.000 murieron a causa de la gripe.[5] En todo el mundo se producen entre 3 y 5 millones de casos de gripe grave y hasta 500.000 personas mueren a causa de ella.[6] Una vez más, los resultados más graves se producen en personas de 65 años o más, niños muy pequeños y personas con problemas de salud subyacentes. Nuevamente, son los que más a menudo tienen el sistema inmunitario más débil o no han estado expuestos previamente.

Dado que no solo un porcentaje creciente de la población tiene una deficiencia de vitamina D3, sino que ésta aumenta progresivamente a lo largo de su vida—debido en gran parte al evitar de más los rayos del sol—sus sistemas inmunitarios también se debilitan progresivamente. De este modo, es probable que aumente el número de personas que se infectan por la gripe, así como la cantidad de estragos que esta es capaz de causar en ellas.

Curioso es el hecho de que la temporada de influenza se esté alargando. Atribuyo el alargamiento de esta al progresivo descenso general de los niveles de vitamina D3 en la sangre de la población. Esta prolongación de la temporada de gripe es una prueba más de que la vitamina D3 desempeña un papel crucial en la solidez de nuestro sistema inmunitario.

Como atestiguan los más de ocho años que mis pacientes y yo llevamos tomando ADO de vitamina D3, al tomar una dosis óptima las personas pueden invertir esta tendencia de debilitamiento del sistema inmunitario y mayor vulnerabilidad al virus de la gripe. La ADO de vitamina D3 para lograr el NSOC es la mejor defensa, ya que, de nuevo, es mucho mejor no enfermarse que tener que recibir tratamiento. La clave es mantener unos niveles sanguíneos óptimos de vitamina D3.

Entre mis pacientes y yo, he comprobado que estos niveles también han reforzado otros aspectos de nuestra salud. Aunque, por supuesto, estos resultados son anecdóticos, no son insignificantes. Debido a que mis pacientes, por sí mismos, se dieron cuenta de cuán importante es a través de su propia mejoría, ellos eran mucho más constantes a la hora de tomar la dosis recomendada. Y esto a pesar de la tendencia general de los pacientes—o al menos de los pacientes en mi experiencia—de no seguir los consejos de su médico. Sin embargo, cuando mis pacientes percibieron por sí mismos una mejora notable de su salud, especialmente en lo que respecta a la prevención de la gripe, continuaron tomando la vitamina D3 tal y como se les había recomendado.

La vitamina D3 y el Intestino: Otro Potenciador de la Inmunidad

Con mi curiosidad y deseo de comprender mejor el cuerpo y nuestra salud, se me ocurrió que probablemente había una conexión entre el intestino y el alcance del efecto de la vitamina D3 en nuestra salud. Resulta que hay una gran relación entre estos. De hecho, la persona que lo descubra completamente ganaría seguramente un premio Nobel.

El canal alimentario es lo que llamamos intestino o, en términos sencillos, el tracto digestivo. Está formado por las partes del cuerpo que se encargan de la ingesta, la distribución y la eliminación de los alimentos, tanto sólidos como líquidos. Comienza en la boca y termina en el recto. No incluye la excreción de orina. Ese es el sistema urinario.

Resulta que el intestino desempeña un papel importante en la protección contra agentes infecciosos, como las bacterias y los virus. Tiene sentido cuando se piensa en ello, porque lo que comemos y bebemos está probablemente cargado de patógenos, es decir, bacterias, hongos o virus que podrían y nos harían daño sin este sistema inmunológico. Teniendo en cuenta que los seres humanos llevan comiendo y bebiendo bastante tiempo y no han salido mal parados, la capacidad inmunitaria del intestino parece haberse desarrollado bien.

No obstante, el problema surge cuando el sistema inmunológico de una persona es más débil de lo que debería ser, cuando los patógenos ingeridos son perjudiciales para nosotros o cuando los patógenos son mayores en número o fuerza que la capacidad del cuerpo para combatirlos.

Llegados a este punto, introduzcamos la vitamina D3. ¿Cómo entra en juego en el intestino?

En primer lugar, dado que el intestino contiene una cantidad significativa de nuestro sistema inmunitario y nuestros niveles de vitamina D3 en la sangre reflejan la tenacidad de todo nuestro sistema inmune, ambos están ciertamente conectados.

El intestino contiene un alto porcentaje del sistema inmunitario, especialmente el estómago y los intestinos delgado y grueso, donde digerimos y absorbemos los alimentos. La flora que vive en el interior del estómago y de los intestinos delgado y grueso es de gran importancia para nuestra capacidad de mantenernos sanos y combatir las infecciones. La flora es la palabra elegante para referirse a los organismos que viven en el intestino. Entre estos organismos se encuentran bacterias, hongos y virus. La composición de estos organismos, su número y su estado desempeñan un papel vital en nuestra salud general, más allá de la descomposición de los alimentos en azúcares, grasas y proteínas básicas. Cada vez hay más estudios científicos que demuestran este hecho.

La flora intestinal es crucial para ayudar al organismo a eliminar los virus, las bacterias y los hongos que podrían perjudicarnos. Entre el setenta y el ochenta por ciento de nuestro sistema inmunitario se encuentra en el tracto alimentario. Tanto los propios órganos como la flora que vive en ellos ayudan a protegernos.

Si esta flora no está bien o saludable, enfermamos. Entonces, ¿qué es lo que la mantiene sana? Sí, lo has adivinado: la vitamina D3. Como deberías suponer, sin niveles óptimos de vitamina D3 en tu sangre, lo que yo llamo NSOC, es decir, en el rango de 100-140 ng/ml, la flora tiene un beneficio limitado.

Cuando su vitamina D3 está en NSOC, diría que tu intestino está preparado para funcionar de forma óptima. Investigaciones recientes han descubierto que el sistema inmunológico está influenciado por la vitamina D y el receptor de calcitriol o VDR (que es el nombre de los receptores de vitamina D en el cuerpo): "Las funciones de anti inflamación y anti infección para la vitamina D3 han sido identificados recientemente y son muy de gran importancia"[7] Los investigadores de este estudio continúan diciendo que "la vitamina D3/VDR tienen múltiples funciones importantes en la regulación de la respuesta a la homeostasis intestinal, las uniones estrechas, la invasión de patógenos, la colonización bacteriana comensal, la secreción de péptidos antimicrobianos y la defensa de la mucosa",[8] todo lo cual afecta a la población del microbioma. Otro estudio informó de que el sistema inmunitario vigila e influye en el microbioma intestinal.[9] De nuevo, este es un área que requiere más estudios, pero basándome en mi respuesta positiva y la de mis pacientes, tiene sentido.

Veamos cuál es el papel de la flora intestinal. Por ejemplo, los científicos han descubierto que la flora intestinal produce muchas sustancias químicas útiles. Produce muchos precursores de neurotransmisores y sustancias como endorfinas y encefalinas (similares a las endorfinas). Como se informó en un estudio de 2012:

> El microbioma intestinal humano influye en la salud del cerebro humano de numerosas maneras... A través de estos variados mecanismos, los microbios intestinales moldean la arquitectura del sueño y la reactividad al estrés del eje hipotálamo-hipófisis-suprarrenal. Influyen en la memoria, el estado de ánimo y la cognición, y son relevantes desde el punto de vista clínico y terapéutico para una serie de trastornos, como el alcoholismo, el síndrome de fatiga crónica, la fibromialgia y el síndrome de las piernas inquietas.[10]

Esencialmente, el microbioma intestinal, los organismos que viven en él, determinan en gran medida nuestra salud mental en función de las sustancias químicas que producen o dejan de producir. Hasta hace poco, esto no se apreciaba mucho.

No, el microbioma intestinal no produce todas las sustancias químicas que el cuerpo necesita y utiliza, pero cuando el intestino está sano, las cantidades que produce son significativas. El genoma humano sólo tiene 26.000 genes funcionales,[11] mientras que los cien billones de bacterias, el noventa y cinco por ciento de las cuales se encuentran en el intestino grueso, contienen alrededor de 4 millones de genes bacterianos distintos.[12] Un estudio en el que se eliminaron las bacterias del intestino de los ratones demostró que la gran mayoría de las sustancias químicas que circulaban en la sangre, aunque a menudo se modificaban posteriormente, dependían del microbioma para su síntesis.[13] Como informó un estudio: "Por ejemplo, se estima que la flora intestinal produce el noventa y cinco por ciento de la serotonina, un neurotransmisor clave para la felicidad y el control del dolor.[14] Sin la flora intestinal que produce estas sustancias químicas útiles de las que dependemos, el cuerpo tendría que utilizar mucha más energía para producirlas por sí mismo, o tendríamos que conformarnos con niveles más bajos. La deficiencia de estas sustancias tiene un impacto negativo en el estado emocional de la persona.

Actividades como estas, realizadas por el intestino, evitan el desgaste de nuestro cuerpo. Así, podemos utilizar la energía que tenemos en otras zonas, lo que ralentiza el envejecimiento y reduce la posibilidad de enfermedades, enfermedades que de otro modo sufriríamos.

Veamos un ejemplo. Un intestino sano nos protegerá de la grave infección por Clostridium, a menudo conocida como C. diff. Esta es una enfermedad que puede causar intensas diarreas con dolor abdominal. La infección puede llegar al punto en el que ningún antibiótico puede ayudar. Esto puede volverse una patología crónica.

A menudo, el C. diff crónico es el resultado de tomar antibióticos, particularmente por vía oral. Lo que pasa es que los antibióticos acaban dañando la flora que está sana en el tracto digestivo, la cual hubiera ofrecido protección. Cuando esta flora beneficiosa disminuye o se elimina, el sistema inmunológico es totalmente vulnerable al C. diff.

Cuando C. diff se vuelve crónico, puede ser bastante debilitante. Cuanto más antibióticos se toman para curar C. diff, más debilitado queda el intestino y es más propenso a volverlo a contraer, creando así un círculo vicioso. Cuando esto sucede, la solución podría ser un trasplante de microbiota fecal.

Un trasplante de microbiota fecal es un procedimiento en el que colocan las heces de una persona sana en una persona enferma. El donante tiene una flora intestinal sana; por lo tanto, sus médicos seleccionan sus heces para donar. Toman heces del donante sano y luego las transfieren al colón de la persona cuya flora intestinal está alterada. De esta forma, la flora sana migra desde las heces al intestino de la persona enferma para restablecer una flora intestinal saludable. En consecuencia, si este trasplante funciona según lo previsto, el intestino de la persona enferma es capaz de combatir la C. diff crónica. Si funciona, debería sanar a la persona que estaba enferma.[15]

El problema con el uso de antibióticos o un trasplante fecal para combatir C. diff, es que trata los síntomas, no la causa. La causa es un sistema inmunológico débil. Tratar la causa sería fortalecer el sistema inmunológico, que es lo que la vitamina D3 en ADO para establecer el NSOC haría.

La vitamina D3 en dosis óptimas actúa directamente estimulando el sistema inmunológico del intestino. De manera indirecta, funciona equilibrando la flora intestinal. Nuevamente, es mejor prevenir una enfermedad que curarla. Las dolencias de nuestro sistema pueden ser y a menudo son, el resultado de una combinación de cosas, en particular un agente infeccioso, niveles de vitamina D3 bajos y la genética. Restableciendo el NSOC a través de una dosis óptima de vitamina D3, estamos sacando de la ecuación uno de estos tres factores.

En la escuela de medicina nos enseñaron cómo el código genético puede hacer que una persona sea propensa a una enfermedad solo si hay un entorno estresante. Debido a este entorno, un gen puede llegar a provocar una enfermedad y que de otro modo estaría inactivo, se activa. Al proteger nuestros cuerpos, hay muchas menos posibilidades de que estos genotipos no deseados se expresen, lo cual es clave. Lamentablemente, lo que está sucediendo es todo lo contrario. Durante las últimas décadas, debido a los niveles bajos de vitamina D3 en la sangre, estamos viendo cada vez más estas enfermedades debido a predisposiciones genéticas. Los factores estresantes están apareciendo y activando genes que de otro modo estarían inactivos, lo que permite que la enfermedad ocurra en el cuerpo, como enfermedades desmielinizantes, esclerosis múltiple y fatiga crónica. Propongo que tomando ADO de vitamina D3 podemos optimizar nuestro sistema inmunológico, por lo que estos genes indeseables no se activarían. Entraremos en más detalle sobre cómo la vitamina D3 disminuye el potencial de activación de genes malignos en el próximo capítulo.

Resumen del capítulo

Este capítulo descubre la profunda conexión entre los niveles de vitamina D en la sangre y la resistencia del sistema inmunológico, como se ve a través del ejemplo de la gripe. Cuando tus niveles de vitamina D3 en la sangre son óptimos, tu sistema inmunológico está preparado para combatir la gripe. Mis pacientes—que se cuentan por miles—y yo, todos los cuales han estado tomando ADO de vitamina D3 durante más de ocho años, somos un ejemplo de ello. Además, la vitamina D3 influye en la salud del microbioma intestinal, que juega un papel clave en la salud física y mental. Cuando estás tomando dosis óptimas de vitamina D3, 30.000 UI por día, tu nivel de vitamina D3 en la sangre será óptimo, lo que luego hará que tu sistema inmunológico y la flora intestinal funcionen de manera óptima, para que, como mis pacientes, ¡termines visitando a tu médico con aún menos frecuencia de lo que ya lo haces!

A Continuación

El capítulo 6 expone la conexión intrínseca entre la vitamina D y un sueño de calidad por las noches, así como los beneficios de una gran salud física y mental relacionados con una buena calidad de sueño.

Capítulo 5 Notas

1. "Ten Things You Need to Know about Pandemic Influenza," World Health Organization, October 14, 2005, accessed September 13, 2018, http://web.archive.org/web/20051124014913/http://www.who.int/csr/disease/influenza/pandemic10things/en/.

2. Ibid.

3. J.J. Cannell et al. "Epidemic Influenza and Vitamin D," *Epidemiology and Infection* 134 no. 6 (December 2006): 1129–1140, doi: 10.1017/S0950268806007175.

4. "Ten Things You Need to Know about Pandemic Influenza," World Health Organization.

5. Ibid.

6. Ibid.

7. J. Sun, "Vitamin D and Mucosal Immune Function," *Current Opinion in Gastroenterology* 26, no. 6 (November 2010): 591–595, doi:10.1097/MOG.0b013e32833d4b9f

8. Ibid.

9. N. Shi et al. "Interaction between the Gut microbiome and Mucosal System," *Military Medical Research* 4 (April 2017): 14, doi: 10.1186/s40779-017-0122-9.

10. L. Gallan, "The Gut Microbiome and the Brain," *Journal of Medicinal Food* 17, no. 12 (December 1, 2014): 1261–1272, doi: 10.1089/jmf.2014.7000.

11. J.C. Venter et al. "The Sequence of the Human Genome," *Science* 291, no. 5507 (February 16, 2001): 1304–1351, doi: 10.1126/science.1058040.

12. J. Qin et al. "A Human Gut Microbial Gene Catalogue Established by Metagenomic Sequencing," *Nature* 464, no. 7285 (March 4, 2010): 59–65, doi: 10.1038/nature08821.

13. W.R. Wikoff et al. "Metabolomics Analysis Reveals Large Effects of Gut Microflora on Mammalian Blood Metabolites," *Proceedings of the National Academy of the Sciences of the United States of America* 106, no. 10 (March 10, 2009): 3698–3703, doi: 10.1073/ pnas.0812874106.

14. L. Gallan, "The Gut Microbiome and the Brain," *Journal of Medicinal Food* 17, no. 12 (December 1, 2014): 1261–1272, doi: 10.1089/jmf.2014.7000.

15. L. Gallan, "The Gut Microbiome and the Brain," *Journal of Medicinal Food* 17, no. 12 (December 1, 2014): 1261–1272, doi: 10.1089/jmf.2014.7000.

Capítulo 6

Vitamina D3 y un Sueño Bueno Consistente

Mi falta persistente de sueño reparador profundo (SRP), como ya se explicó en el capítulo 1, es lo que inició mi búsqueda que finalmente me llevó a la vitamina D3 y la dosificación óptima en primer lugar. Para los muchos que padecemos el síndrome de invierno, un síntoma que sufrimos es la falta de SRP, cuyas consecuencias dificultan nuestra vida cotidiana de forma inmediata. En conjunto, a lo largo de nuestras vidas, pone en peligro nuestra salud. Yo incluso argumento que la falta de SRP es el síntoma más extendido del síndrome de invierno, el más subestimado, y también el más letal, causando una lenta destrucción de nuestra calidad de vida y salud. Esto es lo que vamos a cubrir en este capítulo dedicado a la vitamina D3 y SRP.

Propagado, Subestimado

La falta de SRP, para mí, fue particularmente incapacitante antes de la dosificación óptima. Recuerdo despertarme por la mañana para comenzar una jornada laboral de doce horas y saber de inmediato que no había dormido bien. A falta de un mejor término, me despertaba y me sentía mal—es decir, apagado, más cansado que cuando me fui a dormir la noche anterior. Dormir más no me ayudó a sentirme más descansado porque, aunque las horas totales fueron más largas, me despertaba mucho en la noche y nunca lograba nivel del sueño de movimientos oculares rápidos (REM), algo que abordaremos en breve.

En mis viajes frecuentes, a menudo suelo entablar conversación con la gente. Durante este período de tiempo, normalmente las conversaciones giraban en torno al sueño. Parecía que todas las personas con las que hablé sufrían privación del sueño. Con un simple vistazo rápido a las personas, podía ver los síntomas típicos de falta de SRP: ojeras con hinchazón debajo de los ojos y ojos enrojecidos. Luego, hacía algunas preguntas simples: ¿te despiertas por la noche para orinar? ¿Te sientes cansado al despertar después de dormir en la noche?

Esto trajo respuestas afirmativas. La mayoría de la gente ha estado sufriendo de esta manera durante años. Además, las personas no parecían conectar sus frecuentes viajes al baño por la noche con esa persistente sensación de cansancio. Pensaban que la necesidad de orinar varias veces durante la noche era algo normal a causa del envejecimiento. Me contaron que sus amigos estaban experimentando lo mismo, por lo que no parecía inusual. Algunos incluso me admitieron que llegaban a despertarse hasta una media docena de veces o más en el transcurso de la noche. (Ten en cuenta que no me refiero a personas con problemas cardíacos o piernas hinchadas.)

Para mí, la creencia generalizada de la gente de que es normal despertarse con frecuencia en la noche para orinar demuestra el poder del autoengaño. Sobre todo y a pesar de que como me explicaron, durante el día, probablemente solo necesitaran orinar tres o cuatro veces. La mayoría no se había detenido a pensar en ello.

El hecho es que la necesidad de ir al baño varias veces por la noche no es una parte normal del envejecimiento. De hecho, la micción nocturna de una persona debe estar en equilibrio con su micción diaria. Eso si es normal.

Debido a que la mayoría de la gente acepta este concepto erróneo como un hecho, no conectan su cansancio crónico con su frecuente despertar en la noche, y no buscan una solución. Veo esto como un ciclo peligroso que está afectando a gran parte de la población; por lo tanto, es subestimado y generalizado. Es insidioso porque la gente no identifica el problema ni la solución.

SRP: Reparar, Restablecer, Recargar, Restaurar

Veamos lo que sucede en el cuerpo durante la SRP, para que de esa manera tengas una mejor idea de lo importante que es.

El sueño de una persona recorre cinco etapas, siendo la llamada movimiento ocular rápido (REM) la etapa más profunda y curativa. El sueño REM es crucial, y cuando nos privamos de él, nuestra memoria, nuestro estado de ánimo y la salud se ven afectados negativamente. El sueño REM es también cuando se producen los sueños intensos. Cuando una persona no alcanza la fase REM al dormir o cuando se interrumpe, es cuando se considera que sufre una falta de SRP.

Aunque es importante que el cuerpo (brazos, piernas, manos, pies, etc.) no se muevan durante el sueño, es particularmente un problema durante el sueño REM, ya que es cuando soñamos más intensamente y nuestro cuerpo está más energizado. El problema de los sueños intensos es que el cuerpo quiere tomar parte en esos sueños: quiere empezar a caminar, correr, sentarse, alcanzar, o lo que sea que esté sucediendo en el sueño. Esto es un problema porque si el cuerpo se mueve, despierta a la persona que está durmiendo. Entonces, el cuerpo debe asegurarse de que no haya movimiento durante el ciclo REM del sueño. Y aquí es donde la vitamina D3 entra en escena.

El control de los nervios de los músculos comienza en el cerebro. Los estudios han mostrado que los receptores de vitamina D se encuentran en todo el cerebro y en áreas que controlan la función motora.[1] Una función importante de la vitamina D3 es interactuar con la corteza cerebral, la parte del cerebro que controla la función del músculo esquelético, particularmente en los brazos y piernas, para prevenir su activación durante el ciclo REM del sueño reparador profundo.[2]

Para simplificarlo, entonces, cuando tienes NSOC, es decir, los niveles sanguíneos de vitamina D3 están en el rango de 100 a 140 ng/ml, de modo que tu cerebro puede activar la parálisis muscular durante el sueño—y esto es bueno. Mientras se sueña en este estado tan activo, si el cuerpo no está paralizado, representará estos sueños, lo que significa que los brazos y las piernas se moverán. En consecuencia, si nos movemos, interrumpiríamos nuestro ciclo de sueño, por lo que nunca lograríamos el sueño REM y el SRP. Paralizando los músculos esqueléticos, el cuerpo se estabiliza durante varias funciones que ocurren durante el SRP.

Antes de analizar esas funciones críticas, quiero señalar que esta parálisis muscular no afecta a los músculos que se encuentran debajo del control del sistema nervioso autónomo, músculos como el corazón, los intestinos y la parte central del diafragma.

Volvamos a la vitamina D3 y la parálisis del músculo esquelético. Cuando los músculos esqueléticos están paralizados, el cuerpo se estabiliza para comenzar una limpieza crítica y procesos de reparación sucedan, tanto en el cerebro como en otras partes del cuerpo. Comencemos por mirar el cerebro.

El cerebro necesita limpiarse y reparar sus células a diario. Cuando estamos en el sueño REM y el cuerpo está paralizado, el cerebro se contrae entre un 30 y un 40 por ciento. De hecho, me sorprendió bastante cuando aprendí que, durante el SRP, como durante el sueño REM, el cuerpo permite el drenaje glifático del cerebro. Ahí es cuando el cerebro se contrae para drenar el agua y los desechos. Es una forma de limpiarse a sí mismo. Este sistema de drenaje cerebral fue descubierto recientemente.

Como se necesita tiempo para contraer el cerebro a este grado, el cerebro debe estar en piloto automático. Si los músculos esqueléticos están activos, entonces el cerebro no puede completar este proceso. El sistema glifático funciona mejor con el cerebro contraído. Es por eso que cuando te despiertas abruptamente de un SRP, puede llevarte un momento volver en sí. O incluso puedes estar confundido acerca de dónde te encuentras o qué día, hora o lugar es. Eso sucede porque el cerebro está tratando de expandirse de nuevo a su tamaño normal.

Con niveles óptimos de vitamina D3 en la sangre, los impulsos musculares se interrumpen dando paso a la parálisis del músculo esquelético y se pone en práctica de modo que cuando está en el sueño REM, el cerebro entra en un estado de estabilidad profunda. En este estado el cerebro se organiza a sí mismo, teniendo en cuenta la nueva información adquirida, integra la nueva información con lo que ya se conoce y elimina la información sin importancia.

Debido a que puede ser de interés para los lectores que viajan mucho, los que tomamos una dosis óptima de vitamina D3 hemos notado que nuestra lucha contra el jet lag ha disminuido considerablemente. Atribuyo esto al efecto de la dosificación óptima de vitamina D3 en el aumento de la capacidad del cerebro para adaptarse a las zonas horarias. De nuevo, esto es anecdótico, pero desde mi experiencia personal y aquellos que han utilizado la dosificación óptima según lo recomendado aquí, hemos descubierto que adaptarse a las nuevas zonas horarias es mucho más fácil. Ahora que disfrutamos de un SRP, parece que nuestros cuerpos pueden lograr el estado de parálisis necesario para que el cerebro y otras partes del cuerpo hagan la reparación y restauración necesarias. Por lo tanto, el cerebro puede restaurarse a sí mismo y adaptarse a los cambios bruscos que plantea el desfase horario.

Durante la etapa REM del SRP, cuando los músculos esqueléticos están paralizados, permite una limpieza y restauración continuas, tanto en el cerebro como en todo el cuerpo. Cuando el cuerpo está en este estado estable, permite la liberación de hormonas para estimular la reparación celular. También, las células madre pueden viajar al sitio de las células dañadas, dividirse para llenar el área dañada, y luego reiniciar la función de la célula.

La conclusión: cuando tienes niveles óptimos de vitamina D3 en la sangre, el cerebro puede activar la parálisis de los músculos esqueléticos, necesaria para estos procesos importantes de limpieza, reparación y reposición que suceden en el cerebro y en todo el cuerpo. Cuando no tienes suficiente vitamina D3, sufrirás una falta crónica de SRP, que da como resultado una serie de escenarios indeseables. Eso es de lo que hablaremos a continuación.

Vitamina D3 Subóptima, SRP Subóptimo, Subóptimo en general

Cuando una persona tiene niveles sanguíneos de vitamina D3 por debajo de los óptimos, se producen problemas relacionados con la parálisis del músculo esquelético. Sin niveles sanguíneos óptimos de vitamina D3, los músculos esqueléticos, esencialmente, no se comportan como deberían. Se paralizan demasiado, se paralizan muy poco o fluctúan entre estos dos estados extremos—siendo todos estos estados indeseables.

En aquellos que tienen problemas de quedarse muy paralizados, hace que los músculos de la garganta se debiliten de tal manera que no mantengan la garganta o vías respiratorias abiertas. Por lo contrario, la garganta/las vías respiratorias se obstruyen más. Esto da como resultado la obstrucción de la respiración. Progresa a ronquidos. Dependiendo de muchos factores, puede resultar en ronquidos más fuertes y períodos más prolongados de obstrucción total. Cuanto mayor sean los períodos de obstrucción, mayor será la disminución de los niveles de oxígeno en la sangre y el aumento de los niveles de dióxido de carbono. El resultado: el cerebro obliga a la persona a estar lo suficientemente despierto para respirar. Con el tiempo, esto no es sano y provoca apnea obstructiva del sueño. Esto perturba a la persona, interrumpiendo el sueño REM y el SRP, lo que significa que el cuerpo no se está reparando a sí mismo, organizando o limpiando el cerebro. Una serie de consecuencias negativas resultan de ello.

Los niveles subóptimos de vitamina D3 en la sangre también hacen que los músculos se debiliten y que la persona tienda a aumentar de peso. Ambos factores afectan la garganta y la respiración durante el sueño REM.

También puede ocurrir el efecto opuesto sobre la respiración durante el sueño. Es decir con niveles sanguíneos inferiores a los óptimos de vitamina D3, la corteza cerebral puede hacer que los músculos esqueléticos estén cada vez menos inmovilizados durante el sueño, lo que se denomina síndrome de piernas inquietas (RLS). En este caso, la persona moverá las extremidades del cuerpo durante el sueño, de modo que su sueño puede verse interrumpido y terminan despertándose. El nivel de deficiencia de vitamina D3 parece afectar esto, lo que significa que cuanto menos se paralizan los músculos, mayor es el movimiento muscular que se produce.

Ciertamente, esto es un problema mayor durante el sueño REM, pero puede ocurrir en cualquier momento mientras una persona está dormida, ya que el centro cerebral que controla la parálisis no funciona correctamente. Incluso si las personas permanecen dormidas mientras su cuerpo se agita, nunca alcanzan la etapa de SRP o REM necesaria, lo que hace que su cerebro y su cuerpo no logren hacer las reparaciones necesarias. En consecuencia, incluso después de una larga noche de sueño, la persona que se encuentra en este estado de escasa inmovilización, se despertará muy cansado y aturdido.

Si se produce una parálisis demasiado profunda o muy leve debido a un nivel subóptimo de vitamina D3 en la sangre, la persona sufre. En un extremo es la apnea del sueño y el otro es el síndrome de piernas inquietas. Si se trata de parálisis demasiado fuerte o demasiado débil, en lugar de tener un sueño continuo y prolongado con ciclos REM regulares, el sueño se interrumpe. El grado de vigilia durante estas interrupciones suele ser mínimo. Sin embargo, el punto es que la persona no está logrando ciclos de SRP o REM. Se despiertan exhaustos. Cuando esto se convierte en la norma durante meses, años y décadas, hay una falta crónica de SRP. Los resultados son el deterioro crónico de la función corporal y cerebral.

Estudios sobre el sueño y la vitamina D3

Encontrar investigaciones que conecten la vitamina D3 y el sueño es difícil porque, como se mencionó anteriormente, las dosis de vitamina D3 utilizadas en los estudios son demasiado bajas. Dicho esto, el efecto de la vitamina D3 en el SRP es tan fuerte que incluso en dosis significativamente inferiores a las óptimas, los estudios revelan esta conexión crucial. Un estudio de 2017 mostró una mejora significativa del sueño en aquellos que toman vitamina D3 en comparación con un placebo.[3] En este estudio, 44 sujetos tomaban 50.000 UI de vitamina D3 durante dos semanas, por lo tanto, una dosis equivalente de 3.415 UI por día, y 45 sujetos estaban tomando placebo. Los hallazgos: los puntajes de calidad del sueño de quienes toman vitamina D3 fueron significativamente mayores que los que tomaron el placebo. Aunque la dosis equivalente de 3.415 UI por día es significativamente menor que nuestra ADO de 30.000 UI, hay que decir que 3.415 UI por día es mucho mayor que las 600 UI recomendadas por el gobierno de EE. UU. por día. De esta manera, estos resultados apoyan una tendencia que muestra que dosis más altas de vitamina D3 son mejores. Otro estudio de 2015 mostró que en 3.048 hombres mayores, aquellos con niveles más altos de vitamina D dormían más tiempo que aquellos con niveles más bajos.[4] Otro estudio de 2014 también encontró una conexión con la vitamina D y más tiempo de sueño.[5]

Otro estudio de 2015 encontró una correlación entre la apnea del sueño y personas asiáticas (el primer estudio del que tengo conocimiento que demuestra esto) también demostró que los niveles de vitamina D afectan el sueño, con niveles más altos resultando en un mejor sueño.[6] Estos estudios indican que los investigadores están mostrando más interés en la vitamina D y el sueño, pero desafortunadamente estos estudios siguen investigando la vitamina D3 en dosis muy bajas.

Tanto con estos estudios como con la explicación del capítulo de los niveles óptimos y subóptimos de vitamina D3 en la sangre y el respectivo impacto en la capacidad del cuerpo para lograr un sueño reparador profundo, espero que tú también te estés convenciendo de que tomar vitamina D3 en ADO es increíblemente importante para la salud y el bienestar. Abordemos también la importancia de la vitamina D3 al examinar el impacto de la falta crónica del SRP en la calidad vida y salud de una persona.

Falta de SRP: su impacto

Creo que es bastante evidente que, a diario, la falta crónica de un sueño reparador profundo hará que la persona se sienta agotada y no al cien por ciento. ¿Y a largo plazo? ¿Cuál es el efecto a largo plazo de la falta de SRP?

Una falta crónica de SRP conduce a una gran cantidad de problemas de salud. Estos problemas de salud incluyen hipertensión, enfermedad de las arterias coronarias, enfermedad vascular periférica, cáncer, obesidad, enfermedades de salud mental, enfermedades infecciosas—y un incremento general del proceso de envejecimiento. Se debe notar que estos son un resultado directo de niveles subóptimos de vitamina D en la sangre y/o efectos indirectos de la incapacidad del cuerpo para obtener un SRP y de sanar y limpiarse. Cuando el cuerpo no puede curarse y limpiarse por sí solo, envejece más rápidamente. Veamos cómo ocurre el envejecimiento y observemos también el papel que juega la vitamina D3.

D3 y telómeros

Ya hemos aprendido cómo contribuyen los niveles subóptimos de vitamina D3 a la falta de SRP. Ahora veremos cómo la falta de SRP contribuye al envejecimiento. Curiosamente, verás que la vitamina D3 no solo influye en esto por su efecto sobre el SRP, sino también en su efecto sobre el funcionamiento interno de células. La vitamina D3 afecta el envejecimiento—ya sea acelerando o desacelerando—a través de dos vías, lo que es una razón más para asegurarse de alcanzar el NSOC, lo que significa que tus niveles de vitamina D3 en la sangre están en el rango de 100-140 ng/ml.

La vitamina D3 influye en la tasa de envejecimiento de una persona no solo por su efecto en el SRP, sino también en cómo la vitamina D3 afecta a los telómeros de las células. Para que una persona se mantenga viva, las células de su cuerpo deben replicarse. Estas replicaciones reemplazan las células dañadas o muertas, de modo que todas las partes del cuerpo pueden seguir funcionando correctamente. Siempre que las células, en general, se están replicando, una persona se mantiene sana y viva.

Los telómeros cubren los extremos de los cromosomas en las células de nuestro cuerpo para proteger al cromosoma de la degradación y estabilizarlo. Para reparar una célula dañada o reemplazar a las células "muertas", la célula simplemente se divide (o se replica) a sí misma. Con cada replicación celular, los telómeros se acortan. Con el tiempo, los telómeros se vuelven demasiado cortos para hacer su trabajo. En este momento es cuando las células dejan de dividirse (o replicarse) para reparar las células muertas o dañadas. Estas células pueden mantenerse vivas, pero ahora para reparar las áreas dañadas no pueden producir nuevas células (a través de la replicación), en su lugar rellenan la zona afectada con tejido cicatricial. Esta "solución" es perjudicial, ya que las células sanas tienen funciones únicas, que el tejido cicatricial no puede replicar. Piensa en un músculo lleno de células musculares sanas frente a uno con la mitad de las células musculares reemplazadas con tejido cicatricial. ¿Querrías que tu corazón, un músculo, estuviese formado por células o tejido cicatricial? En consecuencia, con el tiempo esta célula llena de cicatrices (u órgano cuyas células se reemplazan con tejido cicatricial) reducirá su funcionamiento adecuado de modo que una persona pierda células, después órganos, y luego todo el cuerpo falla, acelerando la muerte. Por lo tanto, la longitud de los telómeros de una persona determina cuántas divisiones celulares (es decir, pueden tener lugar replicaciones, que dan como resultado células nuevas y no dañadas). Cuanto más largo sea el telómero, más divisiones celulares puede llevar a cabo una célula. Cuanto más largo sea el telómero, mayor será su capacidad para conservar los órganos y por consiguiente, la persona, con una salud ideal. Puedes pensar en un telómero como una especie de "reloj de envejecimiento" en las células de una persona, con la longitud de los telómeros representando la edad "biológica" de una persona, en contraposición a la edad "cronológica".

Los investigadores han descubierto que la vitamina D3 juega un papel importante en la longitud de los telómeros y, por lo tanto, en la replicación y el envejecimiento celular.[7] Sin embargo, aún no está claro y se está estudiando cómo la vitamina D3 desempeña este papel.

Algunos científicos plantean la hipótesis de que la vitamina D3 desempeña un papel directo con los telómeros en la replicación celular de una o dos posibles formas (todavía están estudiando para determinar de qué manera o si es de ambas). Una de estas formas es que la vitamina D3 retrasa el envejecimiento al aumentar la longitud de los telómeros.

Recuerda, cuanto mayor sea la longitud física de los telómeros, mayor será el número de divisiones que puede llevar a cabo una célula, con lo cual, más larga será la vida de la célula, y por lo tanto, la de la persona.

La otra forma en que la vitamina D3 puede afectar directamente al envejecimiento es que previene el acortamiento de los telómeros en un cierto punto del proceso de replicación. Para entender cómo se desarrolla esto, intentaré explicarlo de la forma más simple: primero, recuerde que mientras las células de una persona se estén dividiendo y replicando, entonces pueden reemplazar cualquier daño o células muertas en el cuerpo con otra célula en lugar de con tejido cicatricial, por lo que la persona se mantiene más sana y es posible que pueda vivir más tiempo. Para que una célula se divida, toma las dos hebras que componen cada cromosoma y hace una copia de cada uno. De esta manera, cada nueva célula (producida en la división) tiene un cromosoma completo. Como la enzima que realiza este proceso tiene que tener algo a lo que agarrarse, la parte de esa hebra a la que la enzima se ha adherido no se copiará. Aquí es donde entran en juego los telómeros—porque la parte de esa hebra a la que la enzima se ha unido es el telómero.

Para que se produzca esta replicación, el ADN de una célula debe tener—después de que la copia está completa—una de sus dos hebras más larga que la otra. Una vez que se completa la replicación, aparece otra enzima y corta esta hebra más larga. Como se explicó en el párrafo anterior, esta hebra más larga a la que se adhiere la enzima es parte del telómero. Esto significa que la hebra más larga que se corta es parte del telómero siendo cortado. En consecuencia, el resultado de la replicación de cada célula es que una parte del telómero se acorta.

Recuerda, una vez que un telómero se vuelve demasiado corto, la replicación celular puede que ya no suceda; por lo tanto, el tejido cicatricial, un sustituto menor, se utiliza para reparar el daño. A su vez, esto acorta la vida de cada célula, la vida de los órganos y, por lo tanto, la vida de la persona. Este proceso de división celular y acortamiento de los telómeros solo puede ocurrir entre cincuenta y setenta veces en total en el transcurso de toda una vida. Este fenómeno se llama Límite de Hayflick.[8]

La forma en que se cree que la vitamina D3 afecta el envejecimiento involucra esta hebra más larga de ADN. Los científicos creen que la vitamina D3 previene el recorte de esta hebra más larga de ADN, lo que significa que el telómero no es cortado en este punto de la replicación. De hecho, es en este punto que aparece una enzima y alarga el telómero más corto, por lo que ambos tienen la misma longitud que se necesita. Como resultado, el proceso de envejecimiento se ralentiza.

Otra hipótesis sobre el efecto de la vitamina D3 sobre el envejecimiento, a través de SRP y también la estimulación del sistema inmunológico, es que funciona indirectamente en los telómeros al extender la vida general de cada célula de modo que sea necesario que ocurran menos replicaciones. En esta teoría, la vitamina D3 fortalece las células para combatir infecciones de sustancias como bacterias y virus, siendo así menos propensas a sufrir daños y ayudar a tener una vida más larga. Esto significa que se requieren menos replicaciones celulares y que la replicación celular está sucediendo a un ritmo más lento que en el cuerpo de otra persona que tiene niveles bajos de vitamina D3 en la sangre. Cuando la replicación celular está sucediendo a un ritmo más lento, el acortamiento de los telómeros también está ocurriendo a un ritmo menor. En consecuencia, el envejecimiento de una persona se ralentiza y vive más tiempo. De esta manera, la vitamina D3 no actúa directamente sobre los telómeros para que aumenten su longitud o disminuya su acortamiento. En cambio, está apoyando indirectamente a los telómeros al ralentizar la replicación celular, lo que significa ralentizar la velocidad a la que los telómeros deben hacer su trabajo.

Conclusión: aunque el mecanismo exacto no está claro, los científicos han descubierto que la vitamina D3 influye en la replicación celular. Ya sea afectando directamente la longitud de los telómeros, ya sea manteniéndolos más largos o no acortándolos, o aumentando la vida útil general de las células, retardando así la necesidad de replicación, la vitamina D3 juega un papel clave en la tasa de envejecimiento de una persona. Mi sugerencia: tomar ADO de vitamina D3, es decir, 30.000 UI por día, para que tu nivel en la sangre alcance el rango óptimo. Cuando estás en NSOC, es decir, tus niveles de vitamina D3 en la sangre están en el rango óptimo de 100-140 ng/ml, conseguirás entonces el mayor potencial para ralentizar el proceso de envejecimiento en tu cuerpo.

Gen Bueno, Gen Malo: la Vitamina D3 Decide

El estrés que sufre el cuerpo por la falta de SRP afecta al cuerpo más allá de acelerar el proceso de envejecimiento. En esta sección, veremos cómo la falta de SRP puede crear un estrés tan notorio en el cuerpo que haga que se expresen genes indeseables, genes que siempre estaban presentes, pero que habían estado "silenciados" hasta que se han activado o cuando no hay ningún gen disponible, el cuerpo tiene para tratar de adaptarse y lo hace de manera subóptima.

La composición genética de cada individuo permite dos posibilidades, ya que hay dos mitades de un cromosoma. Cada mitad es de uno de los padres y cada mitad es diferente. Por cada par genético de un cromosoma, el cuerpo selecciona el "mejor" gen de las dos posibilidades.

El genotipo es el conjunto de genes responsables de qué y cómo el cuerpo puede funcionar y verse, por lo que ambos genes obtenidos de cada uno de los padres constituyen el genotipo de una persona. El fenotipo es la expresión física de ese rasgo. Solo el gen del par que el cuerpo selecciona como "mejor" se expresa (al menos en circunstancias ideales), y este es el fenotipo. El genotipo puede considerarse el potencial y el fenotipo es lo que realmente ocurre.

Un ejemplo visual de un genotipo y un fenotipo sería el siguiente: imagina que un padre tiene el pelo rojizo y la madre es rubia. El genotipo del niño contiene ambas posibilidades. Sin embargo, si el niño tiene el cabello pelirrojo, entonces el fenotipo es solo pelirrojo, porque esta es la posibilidad que se expresó.

Si una persona tiene uno o varios genes defectuosos, como los genes para producir una enfermedad (el genotipo), no significa que la desarrollarán (el fenotipo). Por ejemplo, digamos, tienes un gen en el genotipo para diabetes. Eso significa que tienes el potencial de desarrollar diabetes. Sin embargo, siempre y cuando la otra mitad de su par de genes funcione bien, su cuerpo selecciona el otro gen bueno del par como "mejor" y lo expresa como el fenotipo. Esto significa que en realidad no padeces diabetes. En este caso, significa que el genotipo de la diabetes no se expresa (por lo que no se convierte en fenotipo).

Cuando el cuerpo sufre un trauma y/o estrés, por razones que no están claras, el elegido como "mejor" gen deja de funcionar. Ese fenotipo es "silenciado" y vuelve a ser solo un genotipo. Una vez que esto sucede, el gen menos deseable del par de genes, lo llamaremos el gen "malo", se expresa, con lo que se convierte en el fenotipo. En el ejemplo del párrafo anterior, esto significaría que si sufre un trauma grave o estrés crónico, un resultado podría ser que el gen de la diabetes, que había sido "silenciado", se expresa porque el gen "bueno" se silenció. O, si ambos genes eran originalmente buenas copias del gen, pero se dañaron, la diabetes u otra condición crónica podrían desarrollarse.

Una vez más, la razón por la que el cuerpo hace esto en respuesta al estrés y al trauma no está del todo clara. Sin embargo, esto es lo que los científicos han descubierto hasta ahora: esta expresión del gen "malo" está relacionada con el deterioro del sistema inmunológico debido a trauma, estrés y/o falta de SRP (que, en sí mismo, causa estrés y trauma al cuerpo). Como ya se explicó en este capítulo, durante el SRP, el cerebro y el cuerpo reparan, limpian y restauran ellos mismos. La vitamina D3 en dosis óptimas juega un papel clave en el cuerpo, logrando un estado estable (que es cuando los músculos esqueléticos se paralizan) necesario para que ocurran estos procesos de reparación y limpieza. En el capítulo anterior tratamos la relación entre los niveles sanguíneos óptimos de vitamina D3 y un sistema inmunológico fuerte. Cuando combinamos estos dos hallazgos, el resultado es increíblemente importante.

Estos son esos hallazgos combinados: cuando tienes niveles

óptimos de vitamina D3 en la sangre, tu sistema inmunológico está preparado para funcionar en su mayor potencial. Además, tu cerebro puede activar la parálisis del músculo esquelético necesaria para mantener el cuerpo estable para alcanzar el SRP y de esa manera se puedan llevar a cabo los procesos de limpieza y restauración necesarios. La limpieza y restauración dentro del cerebro y el cuerpo también fortalecen el sistema inmunológico del cuerpo. Por lo tanto, los niveles sanguíneos óptimos de vitamina D3 ayudan a una persona en muchos niveles, en particular, reforzando el sistema inmunológico a través de dos vías: directa e indirectamente a través del SRP. Por lo tanto, los niveles óptimos de vitamina D3 en la sangre son una doble herramienta para ayudar al sistema inmunológico a funcionar a su máxima capacidad.

Lo opuesto también es cierto: los niveles sanguíneos subóptimos de vitamina D3 son una doble desventaja para el sistema inmunitario. Un nivel subóptimo prolongado afecta tanto al SRP como al sistema inmunitario, con el potencial de activar la expresión del gen "malo" en cada par o de anular ambos genes buenos.

Un factor decisivo: la vitamina D3. Los niveles sanguíneos óptimos de vitamina D3, es decir, NSOC, en el rango de 100-140 ng/ml, pueden retrasar o prevenir enfermedades como la diabetes a través de este mecanismo. Del mismo modo, los niveles bajos hacen que sea posible que aparezcan enfermedades como la diabetes a través de este mecanismo. Mi mayor esperanza es que esta exposición detallada de los sistemas del cuerpo te impulse a iniciar una rutina diaria de toma de vitamina D3 en ADO.

Envejecimiento, Estrés y Enfermedad

Solo con el envejecimiento, el cuerpo sufre estrés. Hay desgaste muscular, que ocurre a nivel celular. Cuando se combina el envejecimiento con años y décadas de niveles sanguíneos subóptimos de vitamina D3, el cuerpo experimenta aún más estrés. El cerebro y las células del cuerpo no son capaces de reparar, restaurar y limpiarse de forma óptima. El sistema inmunitario funciona a una capacidad inferior a la óptima. Con el tiempo, debido a que el cuerpo no es capaz de protegerse ni repararse a sí mismo tan bien como podría con el NSOC de vitamina D3, las células, los órganos y todo el cuerpo se deterioran más rápidamente.

Esto parece ser más notorio en las personas que parecen estar saludables toda su vida. Luego, en un momento determinado, toda la falta de sueño reparador profundo y un sistema inmunológico por debajo de lo óptimo los sorprende en un corto período de tiempo. Todos hemos visto cómo ocurre esto. Primero una pequeña dolencia, digamos la enfermedad de la vesícula biliar, los golpea. Luego una infección postoperatoria, después una neumonía y finalmente un ataque al corazón. Así, uno tras otro, fallan muchos órganos. Este es un ejemplo común de cómo se desarrolla este deterioro.

Dado que el envejecimiento somete al cuerpo a un estrés, con el aumento de la longevidad en todo el mundo, vemos cómo se produce esta expresión de genes "malos" inducida por el estrés y los traumas. Este fenómeno da lugar a la aparición de diferentes, nuevas y antes raras enfermedades—es decir, nuevos fenotipos—que en el pasado, no veíamos. Las enfermedades que hoy son mortales, como el cáncer, las enfermedades coronarias y la diabetes, eran raras en el pasado.

En el pasado, la gente no vivía tanto como ahora. Con una expectativa de vida más corta, el cuerpo no se sometía al mismo nivel de estrés y trauma necesario para desencadenar esta expresión de genes "malos" que permitían estas enfermedades a menudo mortales. Básicamente, la gente moría demasiado pronto para que se produjeran estos fenómenos.

Consideremos el ejemplo de las enfermedades coronarias. Hasta finales del siglo XX las enfermedades coronarias eran raras. Al igual que antes, la mayoría de la gente tenía una vida más corta que la de hoy, y moría por traumatismos o infecciones. Sin embargo, con estas otras causas de muerte eliminadas o bastante reducidas, la gente de finales del siglo XX hasta el presente, en promedio, vive mucho más tiempo.

Al vivir más tiempo, las personas tienen ahora tiempo para desarrollar la enfermedad de las arterias coronarias porque tienen tiempo para que el cuerpo envejezca lo suficiente y sufra ese estrés y trauma particular que viene con la edad y que desencadena el fenómeno de la expresión inesperada de los genes "malos" que provocan la enfermedad (o bien la pérdida de los genes que previenen las enfermedades). De este modo, las enfermedades que antes eran raras se han convertido en la principal causa de muerte en la actualidad. Si no fuera por la eliminación de otras causas de muerte y el aumento de la longevidad, esto no habría ocurrido. Tampoco habríamos llegado a comprender el efecto de la enfermedad coronaria, ni habríamos llegado a entender qué la causaba, y gastado tanto tiempo y esfuerzo en tratarla.

El mismo escenario puede darse en el futuro. Lo que ahora es una enfermedad rara podría convertirse en la enfermedad coronaria del futuro. El resultado sería que los científicos y los médicos descubrirían cómo eliminar las enfermedades que hoy son comúnmente mortales—el cáncer, las enfermedades coronarias y la diabetes—para que la gente pudiera vivir aún más tiempo. Pero una vez eliminadas estas enfermedades, podríamos encontrar una nueva enfermedad "de tipo coronario", es decir, una enfermedad que solo se produce si se vive hasta los 120 años, por ejemplo. Se trataría de enfermedades que hoy se consideran raras, pero si la gente vive hasta los 120 años, estas enfermedades tendrían la oportunidad de expresarse más a menudo a través de este mecanismo de expresión de genes "malos".

Me doy cuenta de que me estoy adelantando al presentarles esta posibilidad. Realmente, esa nueva enfermedad coronaria del siglo XXI puede esperar. Tenemos que tratar lo que ahora nos afecta a muchos de nosotros: la obesidad severa, la apnea del sueño y la diabetes de tipo 2, que abordaré con más detalle más adelante en el libro.

La razón por la que presento todo este argumento es simplemente para resaltar la tremenda importancia de tu nivel de vitamina D3 en la sangre. Sí, desempeña un papel crucial en el hecho de que tengas una buena noche de sueño o que contraigas la gripe de este año. Pero eso no es todo. También desempeña un papel importante en el hecho de que tus genes "malos" suprimidos acaben activándose. Dependiendo de cuáles sean exactamente esos genotipos silenciosos y "malos", esto podría significar la posibilidad de que te enfrentes a la diabetes, el cáncer, las enfermedades coronarias, otra enfermedad potencialmente mortal o una combinación de dolencias incapacitantes.

Lo difícil de las actuales enfermedades más comunes de principios del siglo XXI es la gran cantidad de factores que entran en juego en su manifestación. El reto es tratar de conectarlos a través de un vínculo común. Es como si los árboles impidieran ver el bosque. Aunque, después de escuchar este tópico durante toda mi vida, aquí encaja. Cuando consideramos las enfermedades mortales más comunes de hoy en día—diabetes, cáncer, enfermedades coronarias, etc.—no todo el mundo tiene los mismos síntomas. Cuando un grupo de personas con genotipos muy similares tiene la misma enfermedad, otros con genotipos similares no la tienen. Lo que hace que sea tan difícil de conjugar es que los individuos que las padecen pueden tener reacciones diferentes.

Resumen del capítulo

El sueño reparador profundo (SRP) es supremamente importante en tu bienestar diario y en tu salud a largo plazo. Es el momento en que el cerebro y el cuerpo se reparan, se reponen y se restauran. Tu nivel de vitamina D3 en la sangre desempeña un papel clave en la capacidad de tu cuerpo para lograr el SRP—o no. Los niveles óptimos de vitamina D3 en la sangre indican al cerebro que ponga al cuerpo en parálisis muscular durante la fase REM del ciclo del sueño. Esta parálisis te protege de que te descalabres y te despiertes, lo que interrumpiría el importantísimo mantenimiento del cerebro y del cuerpo que tiene lugar durante la fase REM. Sin embargo, cuando los niveles de vitamina D3 no son óptimos, no se consigue la necesaria parálisis muscular, por lo que uno se despierta muchas veces por la noche (quizás creas erróneamente que es porque tienes que orinar), y el sueño SRP no se produce, el sueño REM tampoco se produce o se interrumpe, y el cuerpo y el cerebro no reciben el mantenimiento necesario. Con el tiempo, esto puede abrir la puerta a enfermedades mentales y físicas no deseadas, y a un envejecimiento acelerado. Como han descubierto muchos estudios (incluso con los niveles subóptimos de vitamina D3 que tomaban sus sujetos), existe una conexión entre la vitamina D y el sueño, y las mayores dosis de vitamina D se correlacionan con un sueño más largo y mejor.

El punto clave del capítulo a tener en cuenta: tomar la ADO de vitamina D3 para alcanzar el nivel necesario de vitamina D3 en la sangre para posicionarte en un estado óptimo y así conseguir un sueño reparador y profundo y los muchos beneficios óptimos para la salud y el bienestar que vienen con él.

A continuación

Si has probado muchas dietas y has tenido poco o ningún éxito, en el siguiente capítulo aprenderás que no se debe a una falta de fuerza de voluntad o debilidad por tu parte. Se debe al síndrome de invierno. El siguiente capítulo disecciona la conexión entre la vitamina D3 y la obesidad y ofrece una solución a quienes luchan por perder peso. Además, el capítulo 7 aborda la vitamina D3 y la diabetes de tipo 2.

Capítulo 6 Notas

1. W.E. Stumpf y L.P. O'Brien, "1,25 (OH)2 Vitamin D3 Sites of Action in the Brain. An Autoradiographic Study", *Histochemistry* 87, no. 5 (17 de junio de 1987): 393-406

2. "Brain Basics: Understanding sleep", del National Institute of Neurological Disorders and Stroke, modificado por última vez el 6 de julio de 2018, consultado el 17 de septiembre de 2018, https://www.ninds.nih.gov/Disorders/Patient-Caregiver-Education/Understanding-Sleep.

3. M.S. Majid et al. "The Effect of Vitamin D Supplement on the Score and Quality of Sleep in 20-50 Year-old People with Sleep Disorders Compared with Control Group" (Efecto del suplemento de vitamina D en la puntuación y la calidad del sueño en personas de 20 a 50 años con trastornos del sueño en comparación con el grupo de control), *Nutritional Neuroscience* 21, no. 7 (septiembre de 2018): 511-519, doi: 10.1080/1028415X.2017.1317395

4. J. Massa et al. "Vitamin D and Actigraphic Sleep Outcomes in Older Community-Dwelling Men: The MrOS Sleep Study", *Sleep* 38 n° 2, (1 de febrero de 2015): 251-257, https://doi.org/10.5665/sleep.4408.

5. J.H. Kim et al. "Clinical Investigations Association Between Self-Reported Sleep Duration and Serum Vitamin D Level in Elderly Korean Adults," *Journal of the American Geriatrics Society* 62, no 12. (diciembre de 2014): 2327-2332, https://doi.org/10.1111/jgs.13148.

6. S.M. Bertisch, "25-Hydroxyvitamin D Concentration and Sleep Duration and Continuity: Multi-Ethnic Study of Atherosclerosis", *Sleep* 38, n° 8 (1 de agosto de 2015): 1305-1311, https://doi.org/10.5665/sleep.4914.

7. S. Daniells, "Higher Vitamin D Levels Linked to Longer Telomeres: Study", Nutra Ingredients-USA, 10 de febrero de 2017, consultado el 17 de septiembre de 2018, https://www.nutraingredients-usa.com/Article/2017/02/10/Higher-vitamin-D-levels-linked-to-longer-telomeres-Study.

8. L. Hayflick y P.S. Moorehead, "Serial Cultivation of Human Diploid Cell Strains" (Cultivo en serie de cepas celulares diploides humanas), *Experimental Cell Research* 25 n° 3 (diciembre de 1961): 585-621.

Capítulo 7

Vitamina D3, Actividad Metabólica y Pérdida de Peso

Al igual que muchos estadounidenses, yo y muchos de mis pacientes estábamos luchando contra la obesidad, hasta que empezamos a tomar la ADO de vitamina D3 y nuestros niveles de vitamina D3 en la sangre alcanzaron el NSOC. Una vez que esto ocurrió, nuestros problemas de alimentación y de peso cambiaron. Lo explicaré contando las historias de tres pacientes—Marina, David y Rafael (todos con seudónimos)—así como mi propia historia. Después de sus historias, veremos lo que sucede en el cuerpo con la vitamina D3 que dio lugar a estos cambios.

Marina pesaba 158 kilos cuando empezó a tomar la ADO de vitamina D3. Dado que Marina mide 1,65, su peso corporal ideal es de 68 kilos. Para calcular el peso corporal ideal de una mujer, la base es cuarenta y cinco kilos para 1,52 metros de altura. Luego se añaden 2 kilos por 2,5 centímetros de altura. Este es un método aceptado para dar una aproximación del peso corporal ideal de una mujer estándar.

Una vez en el NSOC, Marina perdía unos cuatro kilos al mes. Después del primer mes estaba en 154 kilos. Al mes siguiente 149 kilos, etc. Mientras tanto, Marina visitaba mi consulta una vez al mes, para que pudiéramos controlar sus niveles de vitamina D3 y de calcio. Como esta disminución de peso era sutil y se producía a lo largo del tiempo, cuando veía a Marina cada mes, no me daba cuenta por su aspecto de que había perdido peso. Sin embargo, me decía en cada visita que había perdido otros cuatro kilos. Sus registros de pérdida de peso, por supuesto, dejaban constancia de ello. Después de dos años y medio de NSOC y de controles de sangre mensuales, Marina pesa ahora 68 kilos.

"Dr. Somerville, ¿recuerda cuando pesaba 158 kilos hace dos años y medio?" Me comentó Marina.

Me quedé perplejo. Sorprendentemente, lo había olvidado porque la pérdida de peso de Marina había sido tan lenta, constante y prolongada.

En estos años, Marina no había tomado ningún medicamento para bloquear la grasa, ni se había sometido a una cirugía bariátrica, ni a dietas especiales o rutinas de ejercicio. Como ella misma explicó, "realmente, mi apetito cambió".

Antes, comía una gran cantidad de comida y seguía teniendo mucha hambre, pero luego su apetito cambió. Una vez que sus niveles de vitamina D3 en la sangre se situaron en el NSOC, fue cuando notó este cambio.

Permítanme añadir que el peso de Marina se ha estabilizado en torno a los 62 kilos. Continúa tomando vitamina D3 en ADO.

A diferencia de Marina, David y Rafael no tenían obesidad mórbida, pero sí sobrepeso. Cada uno de estos hombres medía 1,65 m. y pesaban 111 y 113 kilos, respectivamente. El peso corporal ideal aceptado para los hombres se calcula en 54 kilos para el primer metro y medio de altura. A continuación, se añaden 3 kilos por cada 2,5 cm. El peso corporal ideal de David y Rafael estaría en torno a los 78 kilos.

Cuando David y Rafael empezaron a tomar la ADO de vitamina D3 respectivamente, acabaron perdiendo peso a un ritmo increíblemente rápido: once kilos al mes. Al cabo de tres meses, ambos habían perdido treinta y cuatro kilos y, por tanto, habían alcanzado su peso corporal ideal aproximado de unos 79 kilos. Ahí es donde su peso se estabilizó.

Perder peso a ese ritmo, once kilos al mes, no es recomendable porque supone un gran estrés para el cuerpo. Sin embargo, ambos hombres comentaron que no sintieron que estuvieran sufriendo durante los tres meses. De hecho, cada uno comentó que se sintió muy bien durante todo el tiempo. Cada uno de ellos señaló que, al igual que Marina, no siguieron activamente una dieta o una rutina de ejercicio. En su lugar, tenían menos hambre que antes, y notablemente más energía. No tenían ganas de quedarse sentados tanto tiempo y se encontraban siempre de pie, activos haciendo cosas, mientras que al mismo tiempo el apetito lo satisfacían con menos comida en comparación con antes. También dormían mucho mejor. ¡Wow! ¿Qué está pasando?

Permíteme hablarte de mí y luego entraremos en lo que está sucediendo. Hasta que tuve mi accidente en bicicleta, había sido un ávido deportista. Pero después del accidente, obligado a permanecer en una silla de ruedas y finalizando mi residencia, mudándome de nuevo a Texas y comenzando mi propia práctica, así como siendo un padre y esposo, mi actividad física era casi inexistente. Mi exposición al Sol era mínima. Trabajaba mucho—y como ya saben por los capítulos anteriores—la calidad de mi sueño se volvió deficiente, al igual que el estado de mi sistema inmunológico. Además, tenía mucha hambre. Podía comer mucho, engordaba, pero seguía sintiendo hambre y seguía comiendo.

Una vez que me enteré de la existencia de la vitamina D3, aumenté mi ingesta diaria a 30.000 UI por día, y más tarde mi nivel de vitamina D3 en la sangre llegó a ser óptimo, noté un cambio en mi apetito. Cada vez tenía menos hambre y me satisfacía más con porciones de comida cada vez más pequeñas. Durante dos años, terminé perdiendo alrededor de 45 kilos, y he mantenido esa pérdida de peso hasta el día de hoy—eso, seis años después y contando.

Hay que reconocer que estos ejemplos de pérdida de peso de Marina, David, Rafael y yo mismo son impresionantes. Lo que parecía más común entre mis pacientes que tomaban la ADO de vitamina D3 era que cada paciente perdía alrededor de cuatro kilos por mes. Los pacientes que estaban por debajo de su peso acabaron ganando peso. Además de perder peso, algunos de mis pacientes se recuperaron de ciertas enfermedades, sobre todo la diabetes de tipo 2, algo que veremos más adelante en este capítulo.

Entonces, ¿qué ocurre? ¿Por qué este cambio en el apetito una vez que nuestros niveles de vitamina D3 en la sangre son óptimos? ¿Por qué esta pérdida de peso? Y cuando los niveles en la sangre no son óptimos, ¿por qué el apetito por la comida es tan grande?

La Vitamina D3 Como Hormona Metabólica

Para explicar lo que está pasando empezamos por ver cómo interactúan el cuerpo y nuestra dieta. Aunque nosotros, los seres humanos, hemos hecho enormes avances en la tecnología, las ciencias, las artes y más, y a pesar de nuestra capacidad de pensar y razonar, los sistemas hormonales del cuerpo siguen siendo primitivos. Para nuestros ancestros, de siglos y milenios antes que nosotros, los sistemas hormonales funcionaban bien, protegiendolos de sí mismos, como pronto expondré. Pero para nosotros, los humanos modernos, la vida que llevamos no corresponde necesariamente con las condiciones de vida primitivas en las que nuestros sistemas hormonales suponen que vivimos.

Para aclarar, el cuerpo tiene muchas vías hormonales. Una hormona, como la vitamina D3, no juega un papel en una sola vía. Es mucho más complejo que eso. Hasta ahora en este libro, hemos discutido cómo la vitamina D3 juega un papel hormonal en varios sistemas: el equilibrio calcio/fosfato, el sistema inmunológico y, en particular, el intestino, y la activación de la parálisis del músculo esquelético en el cerebro durante el sueño. Por lo tanto, se puede ver que la vitamina D3 desempeña múltiples funciones importantes en una variedad de procesos en el cuerpo. Aquí, estamos viendo cómo la vitamina D3 juega un papel importante en otro sistema hormonal—cómo se relaciona con el metabolismo, el apetito y la absorción de grasas. Lo que pronto verás también es cómo, en niveles subóptimos, la falta de efectos hormonales de la vitamina D3 conduce al síndrome de invierno.

El sistema hormonal en el que nos centramos es el que nos mantiene vivos, protegidos y en concordancia con las estaciones. Porque, en tiempos pasados, cuando la mayoría de los seres humanos, en especial los hemisferios norte y sur, vivían de acuerdo con las estaciones, si dependían de sus pensamientos racionales por encima de las señales que sus cuerpos les daban, entonces podían tomar malas decisiones que podrían causar la muerte a ellos y a sus hijos bien sea de hambre, infección o incluso frío. En cambio, fueron los niveles de la hormona vitamina D3 en su sangre y en su cuerpo los que, esencialmente, actuaron sobre ellos internamente para tomar importantes decisiones relacionadas con la estación. En consecuencia, como sus hormonas los movían, no tenían que tomar decisiones activas, que podrían resultar fatales. Para explicar lo que quiero decir, veamos una ilustración.

Pensemos en un oso—un mamífero que también desarrolló un sistema hormonal de vitamina D3 similar para señalar las estaciones (excepto que los osos, como otros animales cubiertos de piel, producen vitamina D3 a partir de la luz UVB de una manera diferente a la de los humanos porque, a diferencia de estos, su piel no está expuesta a la luz del sol, sino que está mayormente cubierta de piel). Para explicarlo de forma breve y sencilla, las sustancias del pelaje del oso se convierten en vitamina D3 por los UVB, por lo que cuando un oso se acicala, ingiere la vitamina D3. En realidad, el oso experimenta un "ansia" de vitamina D3, que le estimula a buscar la luz del sol y a lamerse el pelaje. Imaginemos un oso en Toronto, Canadá, en enero, donde la temperatura media es inferior a los cero grados. Este oso está en hibernación. Esto significa que se encuentra en un estado de inactividad durante varios meses, con una temperatura corporal baja, una respiración y un ritmo cardíaco lentos y una tasa metabólica baja.

Ahora imagina que ocurre algo extraño con el clima, y hay tres días a 30° C. Basándose en la temperatura del aire de estos tres días, el oso podría pensar que ha llegado el verano, por lo que debería salir de la hibernación—es decir, si el oso confiara en su cerebro para tomar decisiones activas en este sentido.

Sin embargo, no es así cómo ocurre una decisión tan importante. De hecho, es el sistema hormonal del oso el que le indica si debe salir de la hibernación o no. Incluso con tres días de calor en pleno invierno, los niveles de vitamina D en sangre del oso no están en el nivel correcto para indicar que el invierno ha terminado. Así, el cuerpo del oso sabe que es demasiado pronto para salir de la hibernación.

Incluso si el oso saliera de su guarida, su cuerpo detectaría que es demasiado pronto para salir de la hibernación, aunque la temperatura del aire sea alta. En Canadá, en enero, el ángulo del sol es bajo y la cantidad de luz solar (del tipo UVB para producir vitamina D3) disponible durante el día está ausente o es comparativamente poca. Además, en Toronto hay aproximadamente ocho horas de luz diurna en invierno y diecisiete en verano, lo que el oso puede notar. En consecuencia, si el oso saliera, su cuerpo no tomaría los niveles adecuados de rayos UVB que producirían vitamina D3 en los niveles de "primavera" (porque la primavera es cuando los mamíferos salen de la hibernación).

El cuerpo del oso sabe a dos niveles que debe permanecer en hibernación: tanto su bajo nivel actual de vitamina D3 en la sangre como la escasa o nula cantidad de luz solar (UVB), y por tanto de vitamina D3, que recibe si sale. Las hormonas, en este caso la vitamina D3, utilizan la producción más fiable de vitamina D3—no la temperatura del aire—para indicar al oso cuándo debe salir de la hibernación (y, por tanto, cuándo debe entrar en ella) Así, la hormona de la vitamina D3 protege al oso de un razonamiento potencialmente deficiente.

Al igual que en los osos y otros mamíferos, también en el cuerpo humano la vitamina D3 actúa de forma hormonal para señalar los cambios de estación. El aumento de los niveles en la sangre coincide con la primavera y el verano, en los que los niveles muy elevados de vitamina D3 señalan el verano, los niveles que descienden señalan el otoño, los niveles muy bajos señalan el invierno, y finalmente los niveles que crecen señalan la primavera. Así, la vitamina D3 nos indica las estaciones y es nuestro reloj hormonal. Es un mecanismo lento y constante, pero estable que se desarrolló como una forma de proteger a los seres humanos. Nos permite sobrevivir mejor a nuestros entornos, especialmente a aquellos con cambios estacionales en la disponibilidad de alimentos. Por supuesto, este mecanismo se vuelve problemático cuando los seres humanos no están expuestos a los patrones naturales del sol y esos patrones ya no equivalen a la disponibilidad de alimentos. Ahí es donde estamos los humanos modernos.

Señalización Hormonal, Estaciones y Disponibilidad de Alimentos

Como ya se ha señalado, el verano, con sus días constantes y prolongados de luz solar en los hemisferios norte y sur, es también cuando el cuerpo humano produce sus niveles máximos de vitamina D3. Mientras que el cuerpo almacena el exceso de vitamina D3 para los próximos meses de oscuridad, en términos de la señalización hormonal de la vitamina D3 durante el verano aumenta el metabolismo hasta un veinte o treinta por ciento de los niveles de invierno. Aumenta los niveles generales de energía. Disminuye el apetito. Y reduce la absorción (por lo tanto, el almacenamiento) de grasa en el intestino delgado y, en su lugar, anima al cuerpo a gastar como energía la grasa obtenida de los alimentos.

Tiene sentido que los niveles de vitamina D3 en la sangre pongan en marcha esto en el verano, porque el verano es la época del año en la que la disponibilidad de alimentos es mucho mayor. Con sus días regulares y prolongados de luz solar en los hemisferios norte y sur, las plantas están en su punto más exuberante y saludable. Abundan las frutas, las verduras, las semillas y los frutos secos. Esta vegetación proporciona una cornucopia de alimentos para los seres humanos y todos los animales. Ya sean alimentos de origen vegetal o animal, el verano es el tiempo en el que la comida es abundante. El azúcar, la grasa y las proteínas son abundantes. La respuesta metabólica del cuerpo, activada por la hormona de la vitamina D3, es un reflejo de ello.

En invierno, una época en la que tradicionalmente los alimentos son escasos, la respuesta metabólica del cuerpo, activada por la hormona de la vitamina D3, refleja esa escasez. Por supuesto, sabemos que los humanos no hibernan en invierno, como hacen los osos y muchos otros mamíferos. Sin embargo, la escasa vitamina D3 disponible en las cortas horas de luz del día, junto con los niveles cada vez más bajos de vitamina D3 en la sangre (adquirida y almacenada en los meses de verano), indican al cuerpo humano que la comida es escasa y que debe conservar la poca que encuentre. En consecuencia, para combatir el hambre, el metabolismo se ralentiza, entre un veinte y un treinta por ciento más que en verano. El apetito aumenta y cambia, de modo que, si encontramos comida, nos vemos impulsados a consumir la mayor cantidad posible. Nuestro apetito cambia en el sentido de que ahora nos apetecen alimentos ricos en calorías—como las patatas con salsa o los bollos de canela. Y nuestra absorción de grasas aumenta, lo que significa que, en caso de que consumamos un alimento graso, el cuerpo lo almacenará, en lugar de quemarlo como energía.

La señal hormonal interna del cuerpo tiene sentido si tenemos en cuenta la escasez de alimentos en invierno—al menos en tiempos pasados. El invierno, con su bajo ángulo de sol en el cielo, la baja o nula radiación UVB y las temperaturas típicamente más frías, significa que no hay nueva vegetación, por lo que hay mucha menos disponibilidad de alimentos de origen vegetal y animal. El cuerpo interpreta los niveles sanguíneos más bajos de vitamina D3 y el largo período de insuficiencia de UVB, y realiza los cambios internos descritos en el párrafo anterior—todo para asegurar la supervivencia de las personas.

El Apetito Insaciable

En la forma en que vive la mayoría de la gente en el mundo moderno, especialmente la gente en los países desarrollados como los EE.UU., el efecto hormonal estacional se ha desviado. Hay un desajuste total entre las respuestas metabólicas que activan nuestros niveles de vitamina D3 en la sangre y la "estación" real en la que nos encontramos. El resultado: la actual epidemia de obesidad.

Como ya se ha detallado en el capítulo 4, la mayoría de los habitantes del mundo desarrollado no vivimos acorde con las estaciones ni estamos muy expuestos al sol. En su mayor parte, nuestros trabajos tienen horarios regulares que no dependen de la estación. Muchos de estos trabajos tienen lugar en el interior de los edificios, bajo techo. De este modo, no recibimos mucha luz solar en verano y muy poca en invierno. En cambio, durante todo el año, recibimos niveles bastante bajos de luz solar (por lo que mantenemos niveles subóptimos de vitamina D3 en la sangre). Aparte de esto, debido a la relación entre la exposición al sol y el cáncer de piel y el envejecimiento acelerado de la piel, evitar el Sol es una práctica común para muchas personas, utilizando protección solar, bloqueador solar, sombreros y ropa protectora. Esto también contribuye a que la mayoría de las personas mantengan niveles bajos de vitamina D3 en la sangre.

De nuevo, como ya se ha explicado, los niveles sanguíneos subóptimos de vitamina D3 durante un período prolongado dan lugar a una condición que he denominado síndrome de invierno.

LA DOSIS ÓPTIMA

El síndrome de invierno conlleva un sistema inmunológico con una respuesta débil (capítulo 4), una falta crónica de sueño reparador profundo (SRP; capítulo 5) y un metabolismo desajustado (capítulo actual). Exploremos el metabolismo desajustado.

Debido a que la mayoría de nosotros en el mundo desarrollado en los hemisferios norte y sur tenemos niveles tan bajos de vitamina D3 en la sangre, nuestros cuerpos asumen que es invierno—durante todo el año. En consecuencia, para asegurarnos de que sobrevivimos al invierno, cuando los alimentos son tan escasos, nuestro apetito aumenta y cambia, de modo que anhelamos los alimentos más calóricos posibles, y en gran cantidad. En segundo lugar, nuestro metabolismo se ralentiza entre un veinte y un treinta por ciento para aumentar la conversión del exceso de comida en grasa. Por último, hace que nuestro intestino delgado trabaje a toda máquina para absorber las grasas y el exceso de calorías de los alimentos ricos que hemos consumido. Entonces nuestros cuerpos son super eficientes en almacenar ese exceso como grasa en nuestros cuerpos.

Llamo a esto un metabolismo "desajustado" porque no solo no es invierno todo el año, sino que, en el mundo desarrollado actual, no lidiamos con la escasez de alimentos, ni en el invierno ni en ninguna otra época del año. De hecho, durante todo el año, al menos en los países desarrollados, la mayoría de la gente tiene a su disposición alimentos grasos, azucarados y ricos en proteínas más que suficientes. Así, durante todo el año nuestra disponibilidad de alimentos es como la del verano, pero nuestros cuerpos interactúan con los alimentos como si estuvieran en estado de escasez. Por lo tanto—el trágico desajuste, cuyo resultado es el síndrome de invierno.

El desajuste es desafortunado en el sentido de que el efecto hormonal estacional del cuerpo se desarrolló como una forma de proteger a las personas y aumentar su probabilidad de supervivencia. Sin embargo, debido a que ese mismo sistema ha determinado que estamos en un invierno perpetuo, cuando de hecho nuestra realidad alimentaria se parece más a un verano perpetuo, hace todo

138

lo posible para asegurarse de que engordemos más y más, de que estemos con sobrepeso, un apetito voraz y que siempre ganemos peso. Es como alguien que se pone el cinturón de seguridad, pero luego, en lugar de protegerlo, es por culpa del cinturón por lo que resulta gravemente herido o muere en un accidente de coche. Es un desajuste, y es trágico. Y es un factor que contribuye enormemente a nuestra actual epidemia de obesidad. Por supuesto, hay otros factores en juego—el exceso en la oferta de comida barata, alta en calorías, pero baja en nutrientes, y la adicción a la comida. Aun así, yo sostengo que el principal factor que contribuye a la actual epidemia de obesidad son nuestros niveles crónicos subóptimos de vitamina D3 en la sangre, de manera que nuestro cuerpo internamente se prepara para la escasez de alimentos, una condición que yo llamo síndrome de invierno.

A partir de esta explicación de lo que ocurre en el interior del cuerpo, nuestro apetito voraz—incluso después de haber comido mucho—de repente tiene sentido. Nuestras hormonas nos dicen que la comida es escasa, por lo que, independientemente de la cantidad que ingiramos, el cuerpo nos exige que comamos más. Por lo tanto, tenemos un gran apetito.

Con esta explicación, nuestras luchas y eventuales fracasos con dietas tras dietas de repente tienen sentido. Cuando una persona se pone a dieta y reduce su consumo de calorías, el cuerpo, que ya estaba trabajando como si estuviera en una época de escasez de alimentos (debido al síndrome de invierno), entra en pánico. En lugar de perder el exceso de peso, cuando una persona a dieta reduce las calorías, el cuerpo ralentiza aún más el metabolismo, de modo que se pierde poco o nada de peso, o bien se gana peso con el menor número de calorías que se consumen. Por lo tanto, la persona que hace la dieta siente que ha fracasado, por lo que la deja, para volver a intentarlo más tarde, pero el ciclo se repite. ¿Por qué? Porque todo el tiempo, la persona tiene el síndrome de invierno; por lo tanto, su cuerpo está preparado para la escasez de alimentos.

La solución: una dosis óptima de vitamina D3 para sacar al cuerpo del síndrome invernal y conseguir que las respuestas metabólicas del cuerpo estén en consonancia con la gran cantidad de alimentos de que disponemos durante todo el año en nuestra vida moderna. Los niveles sanguíneos óptimos de vitamina D3 equivalen a los niveles sanguíneos que los seres humanos experimentaban históricamente en verano, la misma época del año en la que las fuentes de alimentos, tradicionalmente, eran más abundantes—lo que es paralelo a nuestra actual disponibilidad de alimentos durante todo el año: abundancia similar a la del verano durante todo el año, sin importar la estación, al menos para la mayoría de los que vivimos en países desarrollados.

Tal y como hemos atestiguado Marina, David, Rafael y yo en la apertura de este capítulo, con unos niveles óptimos de vitamina D3 en la sangre, el apetito se ajusta lenta y constantemente a la baja. Ya no se te antojan alimentos ricos y calóricos para maximizar la cantidad de grasa almacenada. El apetito se sacia rápidamente con menos comida. De hecho, tu apetito se ajusta solo a lo que necesita o posiblemente incluso menos. Por ejemplo, si, como la mayoría de los estadounidenses, tienes exceso de grasa, una vez que estés en los niveles sanguíneos óptimos de vitamina D3, esos depósitos de grasa comienzan un flujo en la dirección opuesta—se queman como energía—lo que tiene sentido porque los niveles sanguíneos óptimos de vitamina D3 están señalando al cuerpo que la comida es abundante y la escasez no es un problema.

De hecho, una vez que se alcanzan los niveles óptimos de vitamina D3, hasta que los niveles de grasa corporal se reducen a los niveles ideales, el consumo de alimentos disminuirá por debajo de lo necesario. Esta quema de grasa se ve favorecida por el aumento del metabolismo en un veinte o treinta por ciento. Una vez más, esto está en consonancia con esos niveles altos y veraniegos de vitamina D3, que el NSOC iguala. Además, la absorción de grasa se reduce drásticamente a solo las grasas necesarias. El cuerpo no tiene necesidad de almacenar grasa porque su señalización interna de vitamina D3 indica que hay mucha comida disponible.

Cuando se está en el NSOC de vitamina D3, mientras que antes te podías comer un gran plato de comida y seguir teniendo hambre, ahora con comer un pequeño plato de comida, ya es suficiente. No quieres ni necesitas más porque no tendrás más hambre. Ya no tienes ganas de segundos o terceros platos. Las tres comidas regulares, de tamaño normal, están bien.

Tal vez estés pensando: "Espera, si tomo dosis óptimas de vitamina D3 y eso cambia mi apetito, ¿qué significa exactamente? ¿Acaso significa que la comida va a saber a cartón? ¿Que ya no disfrutaré comiendo?". La respuesta: no, en absoluto. Esto solo significa que con comer un filete es suficiente. Sí, sigue teniendo el mismo sabor, pero no, no tienes que comer varios para estar satisfecho.

Esto debería tener sentido para ti porque cuando la vitamina D3 en tu sangre está en niveles óptimos, entonces tu cuerpo ya no está en modo de escasez de alimentos. No te está protegiendo de la inanición. En niveles óptimos, tu cuerpo está en modo verano, listo para estar activo y sin miedo a la escasez. Tu cuerpo en niveles óptimos se ajusta a sus responsabilidades internas a la actual alta disponibilidad de alimentos que es la norma para la mayoría de nosotros en los países desarrollados.

Absorción de Grasas y Vitamina D3

El tercer efecto, y quizás el más importante, de la dosificación óptima y de los niveles sanguíneos óptimos de vitamina D3 es su efecto en la absorción de las grasas, algo que ya se ha mencionado. Vamos a profundizar en ello.

Durante un tiempo, toda la moda para perder peso eran los bloqueadores de grasa farmacéuticos. Se trata de medicamentos de prescripción y lo que yo llamo bloqueadores de grasa de "imitación".

Estos medicamentos impiden que el intestino delgado absorba un porcentaje de las grasas consumidas en los alimentos. En su lugar, las grasas simplemente pasaban y se excretan como residuos en las deposiciones. Sin embargo, debido a que algunos tenían graves efectos secundarios—dañando las válvulas del corazón—muchos fueron retirados del mercado.

Dejando a un lado los graves efectos secundarios, considero que los captadores de grasas son increíblemente defectuosos porque solo abordan una variable—el bloqueo de la absorción de grasas—para incitar a la pérdida de peso. En cierto modo, los bloqueadores de grasa podrían considerarse un estímulo para los malos hábitos alimenticios, como atiborrarse de comida, ya que los bloqueadores de grasa permitirían expulsar gran parte de la comida sin "consecuencias" de aumentar peso, por así decirlo. Además, el cuerpo necesita muchas grasas para funcionar de forma óptima, por lo que sospecho que bloquear la absorción de grasas es peligroso. En este sentido, esos bloqueadores de grasa comparten una similitud con la cirugía bariátrica, que tiene como resultado deficiencias de vitaminas y minerales. A largo plazo, esto no puede ser saludable en absoluto. Además, no hacen nada para alterar el apetito ni aumentar la tasa metabólica como lo hacen los niveles óptimos de vitamina D3 en la sangre.

Tal y como yo lo veo, la vitamina D3 en dosis óptimas es el "fármaco para perder peso" ideal porque aborda tres factores diferentes: minimizar la absorción de grasa en el intestino delgado, aumentar el metabolismo entre un veinte y un treinta por ciento y disminuir el apetito. Además, la vitamina D3 no es un compuesto nuevo desarrollado en un laboratorio. Es una hormona que el cuerpo puede producir por sí mismo. Tomarla en dosis óptimas en forma de suplemento es más natural y simple que tomar un producto farmacéutico creado y patentado por un químico. La vitamina D3 no intenta engañar al cuerpo. La dosis óptima de vitamina D3, de hecho, pone el cuerpo y la mente en un equilibrio más normal.

Diabetes de tipo 2

La diabetes es en sí misma un enorme problema a nivel mundial que afectó a 135 millones de personas en 1995 y se espera que afecte a 300 millones en 2025.[1] La mayoría de las personas que padecen diabetes sufren del tipo 2. La mayoría de las personas que padecen diabetes de tipo 2 tienen un aspecto físico similar, lo que yo describo como los efectos físicos clásicos del síndrome de invierno: obesidad que suele ser grave, así como ojeras con hinchazón bajo los ojos.

Las personas con diabetes de tipo 2 suelen tener un apetito insaciable. Además, suelen tener todos los problemas de sueño comentados en el capítulo 5, así como los demás problemas asociados a una dosis subóptima de vitamina D3.

La diabetes de tipo 2 es una enfermedad adquirida, es decir, una enfermedad que una persona contrae después de nacer, normalmente por un agente causante de la enfermedad o por elecciones de estilo de vida. La diabetes de tipo 2 es reversible. Se ha teorizado que la diabetes de tipo 2 es el resultado de que una persona gane tanto peso que su secreción de insulina no sea suficiente para satisfacer las necesidades de su cuerpo o que las células sean tan resistentes que el cuerpo no pueda secretar suficiente insulina. Ambos son mecanismos de la diabetes de tipo 2. En consecuencia, a menudo, con solo perder peso, una persona puede perder o mejorar en gran medida su diabetes. Esto se ha demostrado que sucede a aquellos que se someten a cirugía bariátrica y pierden peso (aunque después de esta cirugía algunos tienen la diabetes resuelta sin perder peso. Esto indica que con la cirugía bariátrica también está sucediendo algo más, pero aún no está claro qué es). La diabetes es una de las razones más comunes para someterse a este tipo de cirugía.[2] Si, hay otros efectos que este tipo de cirugía tiene sobre el intestino delgado y la flora intestinal, pero aquí es donde entra en juego los niveles óptimos de vitamina D3.[3] Nuevamente, se necesitan más estudios.

Ejercí medicina en Texas, cerca de la frontera de México. En mi región, la diabetes es una epidemia. Muchos de mis pacientes tienen diabetes tipo 2. Lo que sucedió es que muchos de mis pacientes diabéticos han descubierto que después de que comenzaron a administrar la dosis óptima, y una vez que su nivel de vitamina D3 en la sangre ha llegado al NSOC, necesitan menos—y, a veces, mucho, mucho menos—medicamentos de los que tomaban anteriormente para reducir el azúcar en la sangre. Déjame darte algunos ejemplos y luego veremos lo que sucede en el cuerpo cuando los niveles sanguíneos están en el NSOC para que esto pase.

Mi paciente, llamémosle Joshua, tenía diabetes lábil. Un diabético lábil es aquel que necesita mucha insulina para reducir su nivel de azúcar en la sangre, y no se necesita mucha ingesta de azúcar para aumentar su nivel de azúcar en la sangre. Poco después de que Joshua comenzara a tomar 30.000 UI de vitamina D3 al día, notó que por la mañana estaba mareado y sudoroso. Al hacer una prueba de azúcar en la sangre por punción en el dedo, descubrió que, de hecho, su nivel de azúcar en la sangre era bajo. Antes tenía el problema opuesto. Al revisar su nivel de azúcar en la sangre por la mañana, antes de tomar la ADO, siempre estaba alto.

Cuando Joshua me informó de esto, para estar seguro le pedí que dejara de tomar la vitamina D3. Joshua tenía una cita al día siguiente para ver a su médico personal, quien estaba controlando su diabetes. Le aconsejé a Joshua que comentara sus nuevos síntomas con su otro médico. Después de hablar con su médico, este le bajó la dosis nocturna de insulina. Luego, Joshua retomó la vitamina D3 como le indiqué. Sus sudores matutinos y otros síntomas causados por niveles bajos de azúcar debido al exceso de insulina se resolvieron, y con los niveles óptimos de vitamina D3 en la sangre necesitaba menos insulina cada día.

Joshua fue el primero de muchos casos que me alertaron sobre el hecho de que la vitamina D3 afecta a los niveles de azúcar en la sangre de los diabéticos. Mi plan con los pacientes era que informaran a los médicos que gestionaban sus medicamentos para la diabetes de que estaban comenzando a tomar la dosis óptima de vitamina D3 y que podría ser necesario reducir sus medicamentos para la diabetes.

Tenía otro paciente, Trevor (un seudónimo), quien se estaba tomando 270 unidades de insulina al día. Trevor pudo reducir su dosis a 100 unidades al día. Este fue un ejemplo extremo del efecto positivo de la vitamina D3 en la ADO. Por supuesto, cada paciente es diferente, pero me demostró que había algo más allá que un simple efecto placebo.

Si eres diabético, como mis pacientes, es importante que discutas la dosis óptima con el médico que está controlando tu diabetes antes de comenzar a tomar vitamina D3. Si no están abiertos a discutirlo, entonces tienes que decidir si son receptivos y están haciendo lo que es mejor para ti, o no.

Joshua y Trevor son ejemplos de pacientes con una diabetes muy grave cuya gravedad disminuyó considerablemente debido a la vitamina D3 en el NSOC. Había otros muchos pacientes que eran diabéticos leves y requerían dosis orales bajas de medicamentos para el tratamiento de la diabetes. Con el tiempo, manteniendo el NSOC, pudieron dejar estos medicamentos por completo. Todo esto se hizo bajo mi cuidado y el de sus médicos, y no era algo que hacer sin ayuda profesional.

Entonces, ¿qué está pasando con la vitamina D3 para afectar la diabetes? Como ahora hemos dicho, el cuerpo con el NSOC de vitamina D3 mientras se toma la ADO de vitamina D3 puede mejorar su función metabólica: aumentando el metabolismo entre un veinte y un treinta por ciento; absorbiendo menos grasas; y al disminuir el apetito de manera que los alimentos con alto contenido de azúcares y grasas ya no son el principal anhelo.

Cuando ocurren estos cambios metabólicos, uno de los resultados es la reducción de los niveles de azúcar en la sangre. Hay varias vías por las que la reducción de azúcar en la sangre puede ocurrir:

Cuando la vitamina D3 aumenta el metabolismo, esto da como

resultado la quema de más azúcar. Por lo tanto, se reducen los niveles de azúcar en la sangre.

La vitamina D3 puede, en primer lugar, inducir al intestino delgado a absorber menos azúcar y simplemente pasar el resto para su excreción. En consecuencia, se reducen los niveles sanguíneos de azúcar.

La vitamina D3, como se indica en el capítulo 4, afecta a la flora de modo que favorece la propagación de la flora intestinal beneficiosa. Esta flora puede consumir azúcar (antes de que llegue a los intestinos, donde es absorbida por la sangre), lo que a su vez reduce la cantidad de azúcar que se absorbe y acaba en la sangre.

Otra idea es que el cuerpo, tomando las dosis óptimas y manteniendo los niveles óptimos de vitamina D3 en la sangre, absorbe menos grasa. Por lo tanto, más calorías empleadas para ejecutar la función metabólica básica provendrán de las proteínas o azúcares. Dado que ambos tienen menos de la mitad de calorías que la grasa, se requieren mucho más. En la ADO el cuerpo termina consumiendo y quemando más azúcar, lo que resulta en una reducción de los niveles de azúcar en la sangre.

Debido a que las grasas afectan la capacidad de la insulina para interactuar con las células, otra posibilidad es que en el NSOC haya menos grasa en el torrente sanguíneo. Esto, a su vez, podría hacer que la insulina sea más eficaz para equilibrar los niveles de azúcar en la sangre.

Además, cuando una persona pierde peso, la insulina del cuerpo tiene menos células con las que trabajar, por lo que puede ser más eficaz para expulsar el azúcar de la sangre y en las células.

La última posibilidad es que, al igual que una dosificación óptima de vitamina D3 altera el apetito de una persona por las grasas, puede suceder lo mismo con los azúcares. Esto puede ser una causa más general, ya que disminuye el apetito por todo, incluido azúcares, lo que daría lugar a una disminución de los niveles en la sangre.

Por una, algunas o todas estas rutas (el mecanismo debe ser

estudiado), hay menos azúcar en circulación, por lo tanto, una reducción en el nivel de azúcar en la sangre. Cabe señalar que este cambio requiere tiempo.

Nuevamente, si eres diabético, consulta al médico que controla tu diabetes sobre la dosis óptima de vitamina D3 antes de comenzar.

Resumen del Capítulo

Ahora comprendes por qué tu cuerpo no estaba cooperando cuando en el pasado intentabas perder peso y no lo conseguiste. Sabes también que no fue porque eres débil o te falta fuerza de voluntad. Fue debido al síndrome de invierno, algo que puedes revertir tomando una ADO de vitamina D3.

La dosificación óptima de vitamina D3 reduce la absorción de grasas en el intestino delgado, aumenta el metabolismo entre un veinte y un treinta por ciento y altera el apetito de tal manera que empiece a revertir en "tu cuerpo de verano". El síndrome de invierno y sus enfermedades asociadas, resultado de una deficiencia prolongada de vitamina D, dejarán de progresar y de alguna manera se resolverán. Combinando una dosificación óptima, trabajando con su médico y una dieta saludable a largo plazo, ejercicio regular y el apoyo de amigos y de la familia, deberías poder quitarte peso y no recuperarlo. No temas la idea de una "dieta saludable a largo plazo" porque el NSOC de vitamina D3 instiga esos cambios metabólicos clave tales que comer saludable ya no se convierte en una lucha. Te sentirás genial, perderás peso, lucirás fantástico, y ahorrarás dinero en alimentos y medicinas.

A Continuación

El capítulo final de este libro ofrece una revisión de todo lo que has aprendido sobre vitamina D3 y sus efectos sobre la salud. Utiliza este capítulo para recordar el papel tan relevante que juega la vitamina D3 en tu salud y brindarte una motivación final sobre por qué es crucial que empieces a tomar 30.000 UI de vitamina D3 hoy mismo para que tus niveles en la sangre sean óptimos y gozar de una salud óptima.

Capítulo 7 Notas

1. K.M.V. Narayan et al. "Diabetes—A Common Growing, Serious, Costly and Potentially Preventable Public Health Problem," *Diabetes Research and Clinical Practice* 50, Supplement 2, (October 2000): S77– S84.

2. W.T. Cefalu, F. Rubino, and D.E. Cummings, "Metabolic Surgery for Type 2 Diabetes: Changing the Landscape of Diabetes Care," *Diabetes Care* 39, no. 6 (June 2016): 857–860, https://doi.org/10.2337/dc16-0686.

3. F. Rubino and J. Marescaux, "The Effect of Duodenal-Jejunal Exclusion in Non-obese Animal Model of Type 2 Diabetes: A New Perspective for an Old Disease," *Annals of Surgery* 239, no. 1 (January 2004): 1–11.

Capítulo 8

Del Frío y hacia el Sol del Verano: Dosificación Óptima

Para terminar, revisemos los principales puntos de nuestro viaje épico, desde un estado de invierno perpetuo y una salud frágil, al de verano donde nuestros cuerpos, espíritus y mentes están en su punto óptimo.

Empezamos con la historia de mi propia búsqueda de forma persistente y desesperada, de algún tipo de alivio tanto para mí como para muchos de mis pacientes por la falta crónica del sueño reparador profundo. Fue al escuchar la presentación de la Dra. Stasha Gominak en una conferencia médica que supe por primera vez sobre la ingesta de vitamina D3 en dosis muy superiores a la dosis diaria establecida de vitamina D3, 600 UI. Según sus recomendaciones y los resultados que fui obteniendo conmigo mismo y mis pacientes, llegué a la conclusión de que 30.000 UI es la administración diaria óptima (ADO) de vitamina D3. Es esta ADO la que permite lograr y mantener el nivel sanguíneo óptimo clínico (NSOC) de 100-140 ng/ml de vitamina D3. Cuando tu nivel sanguíneo de vitamina D3 está en el NSOC, estás en el estado idóneo para disfrutar de los beneficios que la vitamina D3 te ofrece—un estado de salud óptimo que he denominado efectos Madison-HannaH.

Durante los últimos ocho años y contando, he estado tomando la ADO de vitamina D3, tal como miles de mis pacientes, y hemos pasado del síndrome de invierno a los efectos de Madison-HannaH. Hemos experimentado mejoras significativas en nuestra salud en general. De hecho, estoy convencido de que estoy vivo, con casi cuarenta y cinco kilos menos y duermo como un bebé, debido a la dosis óptima de vitamina D3. Mis pacientes y yo hemos visto que nuestra calidad de vida mejoró enormemente sufriendo muchas menos enfermedades, teniendo más energía y menos lucha personal cada día.

Teniendo en cuenta el papel multifacético que ha desempeñado la vitamina D3 en el cuerpo humano durante milenios, este cambio positivo en nuestra salud debido a la ADO de vitamina D3 en realidad tiene sentido. Como se detalla en los capítulos 5, 6 y 7, la vitamina D3 juega un papel clave en el funcionamiento del sistema inmunológico, el cerebro (para dormir) y el metabolismo para funcionar de manera más eficaz. Cuando tu nivel sanguíneo de vitamina D3 está en el NSOC, estás preparado para optimizar la eficacia de tu sistema inmunológico, lo que te ayudará a protegerte de virus estacionales como la gripe. Cuando tu nivel de vitamina D3 en la sangre está en el NSOC, tu cerebro está preparado para desencadenar la parálisis del músculo esquelético necesario para lograr un sueño reparador profundo, durante el cual tu cerebro y cuerpo se limpian, restauran y curan a sí mismos. Cuando tu nivel de vitamina D3 está en el NSOC, tu metabolismo está preparado para trabajar de forma óptima, de modo que hay una reducción en la absorción de grasas, un aumento en la tasa metabólica y una disminución del apetito.

Cuando la vitamina D3 está en el NSOC y puede desempeñar sus funciones clave en los sistemas del cuerpo al máximo, los beneficios de un sistema inmunológico fuerte, un sueño reparador profundo y un sistema metabólico de funcionamiento óptimo son muchos. Veamos esos beneficios nuevamente.

La dosificación óptima de vitamina D3 ayuda a:

- eliminar la apnea del sueño,
- eliminar el síndrome de piernas inquietas,

- restaurar el sueño reparador profundo,
- permitirte despertar descansado y lleno de energía,
- prevenir o eliminar los ronquidos,
- resolver alergias,
- eliminar la gripe,
- eliminar el trastorno del espectro autista,
- eliminar la demencia,
- eliminar la enfermedad de Alzheimer,
- prevenir la enfermedad de Lyme y otras enfermedades virales,
- prevenir el cáncer,
- extender tu vida si tienes cáncer,
- luchar contra la tuberculosis,
- restaurar tu peso corporal ideal, que para muchos implica la pérdida de cantidades masivas de peso,
- cambia tu apetito, saciándote fácilmente y sin tener antojos,
- bloquear la absorción de grasa innecesaria y excesiva (la mayoría),
- impulsar el metabolismo entre un 20% y un 30%,
- aumentar la fuerza muscular entre un 30% y un 40%,
- aumentar la fertilidad,
- aumentar la energía entre un 20% y un 30%,
- envejecimiento lento,
- cerrar y curar heridas crónicas,
- combatir infecciones bacterianas como SARM,
- prevenir la diabetes,
- prevenir la esclerosis múltiple,

- luchar contra cualquiera de las enfermedades mencionadas anteriormente, y
- estimular el sistema inmunológico.

Como mis pacientes y yo hemos descubierto, no hay mucho que una dosis óptima de vitamina D3 no pueda hacer para mejorar tu vida.

Con un riesgo tan bajo, ¿por qué no probarlo? Podría salvar tu vida y la vida de tus seres queridos.

Al adoptar la ADO puedes comenzar a revertir los efectos de décadas de una ingesta inadecuada de vitamina D en tu cuerpo. Puedes cambiar tu cuerpo de su estado de invierno a su estado de verano y disfrutar de todos los beneficios que ofrece el estado de verano. Inicia la ADO de vitamina D3 hoy, para que puedas protegerte de la privación del sueño crónica, la obesidad y la sensación de desesperación.

Si bien la modernización, la mecanización y los avances tecnológicos y científicos le han dado mucho a las personas y han cambiado nuestras vidas y comportamientos a menudo para mejor, el evitar el Sol ha conllevado un gran costo. Nuestros niveles de vitamina D se encuentran en un estado subóptimo, y como resultado, estamos sufriendo el síndrome de invierno y ni siquiera nos damos cuenta.

Simplemente tomando la ADO de vitamina D3, ingiriendo como suplementos las cantidades de vitamina D3 que nuestros antepasados lograron obtener de la exposición al Sol del verano, podemos salir de este "invierno". Nosotros mismos podemos hacerlo posible y de esa manera experimentar los efectos de Madison-HannaH y los muchos beneficios que vienen con ellos.

La dosificación óptima de vitamina D3 funciona. Ha tenido un continuo efecto positivo en mí, así como en miles de pacientes bajo mi cuidado. La prevención es mejor que el tratamiento. Da lo mejor de ti por el bien de tu salud y bienestar haciendo que la ADO de vitamina D3 sea una parte de tu rutina diaria. La alternativa es mantener el status quo, que está resultando en millones y quizás decenas de millones de muertes prematuras al año.

Espero que este libro estimule el debate sobre este tema para comenzar estudios con dosis de vitamina D3 y niveles en la sangre que tengan sentido y que verifiquen los resultados significativos que yo y miles de personas que siguieron mis recomendaciones hemos encontrado. De acuerdo, mi experiencia es con solo una reducida parte de la población en el sur de Texas, pero creo que estos resultados son aplicables en todo el mundo.

Visite mi página web www.vitamindblog.com para obtener más información y futuros libros. En mi página, encontrarás un lugar donde puedes publicar preguntas, comentarios e información del progreso con respecto a cómo la ADO de vitamina D3 está cambiando tu salud a un nivel óptimo. También puedes unirte a los miles de mis pacientes que están optimizando su salud mediante una dosis óptima de vitamina D3.

Apéndice

Algunas de las experiencias de mis pacientes con dosis óptimas de vitamina D3

De Lewis Wagner en Laredo, Texas

Hace más de siete años tuve una cirugía reconstructiva importante en mi rodilla derecha. Estaba tomando un montón de analgésicos, no podía dormir y estaba ganando peso. Y lo más importante, no podía interactuar con mis hijos y ejercer de padre. No estaba activo, así que no podía luchar y jugar con ellos. Estaba cayendo en picada y me deprimía.

Había practicado deportes toda mi vida: fútbol, fútbol americano y béisbol. Pasar de un estilo de vida tan activo y atlético a no hacer nada repentinamente fue difícil para mí. Caí en una depresión y en un estado de deterioro mental y físico.

Además, tenía sobrepeso. Pesaba 108 kilos. Esto me hizo sentir horrible. Horrible. También comencé a roncar. Me despertaba de cuatro a seis veces por noche, principalmente debido a mi rodilla dolorida.

Me enfermé mucho durante ese periodo, a menudo dos veces al mes.

Estaba en una espiral descendente y me sentía peor cada día.

Empecé a tener problemas cardíacos.

Para empeorar las cosas, mi esposa también comenzó a sentirse horrible, teniendo muchos de mis mismos problemas.

Uno de mis amigos me recomendó que viera al Dr. Somerville, quien lo había ayudado en el pasado. Durante mi primera visita con el Dr. Somerville, me dijo rotundamente que necesitaba cuidar de mi bienestar, y él no tenía miedo de probar cosas nuevas. Me dijo directamente qué hacer. No estaba jugando. Por primera vez, ¡sentí que a este doctor le importaba mi bienestar! Quería que mejorara y no seguir cobrando por su atención. Enseguida supe que era un hombre compasivo, realmente deseaba ayudar a los demás y hacerlo bien, para que no tuvieran que volver y gastar más dinero con él. Quería que me recuperase. Vaya, ¡se sintió bien conocer a un médico así!

Dr. Somerville primero me ayudó a superar mi adicción a los analgésicos e intentó ayudarme a dormir mejor. Tengo un nivel de resistencia muy alto, lo que significa que puedo manejar drogas más fuertes. Mi límite de dolor está fuera de serie. Por eso, ningún medicamento estaba funcionando.

Hace más de siete años, el Dr. Somerville me inició en los suplementos vitamina D3. Yo quería probar cualquier cosa que pudiera funcionar. Me dijo que había estado dando vitamina D3 a sus pacientes y obteniendo buenos resultados. Me recomendó que comenzara a tomar dosis óptimas de vitamina D3. Así que lo hice.

Casi de inmediato, en unos días, estaba durmiendo mejor. Entonces descubrí que estaba más descansado, tenía más fuerza al caminar y más energía. Empecé a pensar mejor. Fue como si algo cambiara en mí y mi cuerpo dijera: "Está bien. Ahora todo está bien." Me volví más reflexivo y fui capaz de concentrarme en el trabajo.

Debido a que estaba tan sorprendido por estos resultados tan rápidos, comencé a hacer mi propia investigación. No podía creer que este suplemento de venta libre estaba teniendo un impacto tan grande en mi vida y en mi bienestar.

En seis semanas comencé a notar una pérdida de peso, pero no había cambiado mis hábitos alimenticios, al menos no intencionadamente. En los primeros cuatro meses perdí diez kilos. Y déjame decirte que no estaba haciendo ejercicio en absoluto porque estaba demasiado ocupado y no tenía tiempo.

Después de cuatro meses, sin darme cuenta, me salté unos días de tomar la dosis óptima. Se me acabaron y simplemente me olvidé de comprar más suplementos de vitamina D3. En dos días, me di cuenta de que se sentía diferente, como si mi cuerpo me estuviera diciendo que se estaba bajando el ritmo y estaba volviendo a mi mal estado. ¡Sabía que tenía que volver a tomar vitamina D3! Y lo hice. Los últimos ocho meses he mantenido mi ingesta diaria de dosis de vitamina D3 en un nivel óptimo.

Cuando pienso en estos últimos ocho meses, algo que me llama la atención es que no tengo tanta hambre. Soy italiano, así que como mucha pasta. Desde que estoy tomando vitamina D3, es como si mi cuerpo dijera cuándo necesito comer y cuando estoy lleno y no comer más. Es difícil de explicar, pero es como si la vitamina D3 me hiciera empezar a escuchar a mi cuerpo.

Ahora simplemente no tengo ganas de comer las cosas que no debo o comer en demasía. Es como si desde que comencé con la ADO de vitamina D3, tengo otra capa de conciencia, ahora escucho a mi cuerpo. Es muy reconfortante, y mi vida ha mejorado drásticamente.

Duermo como un rey, duermo toda la noche. Muy raras veces me despierto en la noche. Es asombroso.

No he tenido un resfriado ni una gripe en casi tres años.

Soy más eficiente en el trabajo y tengo más energía en el trabajo y con mi familia. Hoy peso 85 kilos y nunca antes en mi vida me había sentido mejor.

¡Gracias, Dr. Somerville, y vitamina D3!

De Cathy Hoxworth en Laredo, Texas

Yo era una enfermera registrada que vivía en McAllen, Texas, y mi esposo vivía en Laredo. Con todo mi trabajo de enfermería y agachándome con tanta frecuencia, a menudo desarrollaba contracturas musculares en la espalda. Un doctor en mi hospital me proporcionaba inyecciones de esteroides siempre que estos dolores aparecían y se volvían demasiado dolorosos.

Después de varias inyecciones, este médico quiso investigar más a fondo mi problema de dolor, por lo que comenzó un tratamiento de cuatro inyecciones en las semanas sucesivas. Durante la tercera inyección, pinchó la raíz de mi nervio somático.

Esa noche comencé a notar un dolor en mi cuello. A la mañana siguiente mi cabeza estaba apoyada sobre mi pecho y no podía moverla hacia arriba, ¡en absoluto! ¡No podía levantar la cabeza de mi pecho!

Nada mejoró mi estado, y mi cabeza permaneció así durante un año.

Aproximadamente cuatro meses después de este incidente del nervio perforado, comencé a tener sensaciones de ardor en mi pierna, luego en ambas piernas, y luego en mi brazo derecho. Era muy doloroso hasta el punto en que no podía tocarlos.

Durante este tiempo trabajé con varios médicos para encontrar una solución e incluso viajé a Houston. Aún así, ningún médico pudo encontrar una manera de mejorar mi cabeza inclinada hacia adelante y todo el dolor en mis extremidades.

Comencé a usar un cuello ortopédico y no podía ejercer mis responsabilidades como enfermera. Debido a que los médicos me dijeron que nada curaría esto y a que no podía trabajar, renuncié a mis licencias de enfermería después de un año y medio.

Tuve que mudarme a Laredo para que mi esposo pudiera cuidarme.

Después de dos años fui a visitar al Dr. Somerville, quien instaló una bomba de morfina en ambas caderas y finalmente otra en mi cuello para el dolor del brazo. Esto ayudó a aliviar el dolor, pero la desventaja de la morfina es que debilita los huesos, lo cual ocurrió. Mis huesos estaban volviéndose frágiles. En dos años me rompí la cadera dos veces y once de mis dientes se partieron.

El Dr. Somerville luego diagnosticó mi condición como síndrome de distrofia simpática refleja (DSR), una enfermedad crónica que deteriora los nervios, músculos y huesos; a veces se lo denomina "síndrome de dolor regional complejo". No existe una cura conocida y, a menudo, te mata porque la mayoría de la gente simplemente se da por vencida.

Y yo me estaba rindiendo. ¡No podía levantarme de la cama y salir fuera desde hacía cinco años! Siendo nueva en Laredo y ahora postrada en la cama, no pude conocer gente y no tenía amigos en la zona. Todo esto estaba causándome una depresión severa. Tenía miedo de caminar o salir debido a mis huesos quebradizos y el dolor. Me sentía fatal y no tenía la sensación de que me estuviera poniendo mejor. Estaba preocupada y asustada.

En respuesta, el Dr. Somerville cambió mi bomba de morfina por fentanilo, que ha mejorado mi dolor. El Dr. Somerville también me puso vitamina D3 tomando lo que él llama una "dosis óptima".

En dos meses me sorprendió mi progreso. Empecé a dormir toda la noche, lo que no había hecho en cinco años. El dolor en mis piernas y brazos se volvieron manejables. Atribuyo esto tanto al nuevo analgésico como a la vitamina D3 en niveles óptimos. Ahora puedo salir, hacer nuevos amigos y volver a ser feliz. ¡Estaba—y estoy—emocionada! También recuperé el apetito debido a mi mayor actividad física. Había bajado a 36 kilos. Ahora peso de nuevo 53 kilos.

Por cierto, ¡ya no uso mi cuello ortopédico!

La vitamina D3 ha cambiado mi vida. Todavía tomo la dosis óptima cada mañana.

Sé que no estaría aquí hoy si no fuera por el Dr. Somerville. ¡Él me salvó la vida! Lo aprecio mucho.

De Laci Moffitt en Laredo, Texas

En mayo de 2011, cumplí 40 años y recibí un diagnóstico de "cumpleaños" de cáncer de ovario... Los siguientes dos años estuvieron llenos de cirugías, quimioterapia, exploraciones y citas con el médico. Mi esposo era amigo del Dr. Somerville y a menudo le hablaba sobre mi situación en busca de apoyo y como válvula de escape. El Dr. Somerville le mencionó a mi esposo que debería tomar vitamina D3 y que, de hecho, todo el mundo debería estar tomando esta vitamina milagrosa... pensé: "Bueno, no puede hacer daño", así que comencé a tomar la dosis óptima recomendada por el Dr. Somerville.

Mi oncólogo está asombrado de que el cáncer de ovario no haya reaparecido. Sigue diciéndome que siga haciendo lo que sea que esté haciendo. Él dice que soy un "milagro" porque mi tipo de cáncer de ovario tiene una tasa de recurrencia del 75% en los primeros años. Es 2018, ya pasaron cinco años, ¡y estoy limpia! El Dr. Somerville ha tenido algo que ver con eso.

Realmente siento que la vitamina D3 es parte de mi bienestar, y a todos les cuento mi historia y les recomiendo tomar vitamina D3 en dosis óptimas. Dr. Somerville y la vitamina D3 me salvaron la vida.

De Brent Mainheart en Laredo, Texas

He sido paciente del Dr. Somerville durante muchos años. Fui a verlo por primera vez después de que me sometieran a una cirugía de espalda hace varios años. Después de mi cirugía de espalda, me realizaron una resonancia magnética, que mostró que tenía degeneración del disco tanto en mi espalda como en mi hombro.

En enero de 2011, comencé a tomar dosis óptimas de vitamina D3 que me recomendó el Dr. Somerville. Al principio era escéptico, pero tomé su palabra y quería probarlo. Al cabo de cinco semanas comencé a notar la diferencia.

Recientemente fui a hacerme otra resonancia magnética de revisión en la espalda. ¡y demostró que la degeneración se había ralentizado mucho! Yo atribuyo esto a mi rutina de suplementos de vitamina D3.

Otro beneficio que me ha aportado el tomar la dosis de vitamina

D3 es que anteriormente tenía el colesterol alto y ahora mis niveles están muy bajos. No he cambiado mi ejercicio o mis hábitos alimenticios en absoluto. Entonces lo único a lo que puedo atribuir estos aspectos positivos es a la ingesta de suplementos de vitamina D3. También he notado que mi visión ha mejorado, lo que ha sorprendido a todos. Además, mi piel ha mejorado.

Solía enfermarme de un resfriado o gripe cinco o seis veces al año, pero ahora no me enfermo en absoluto.

Duermo la misma cantidad de horas, pero estoy durmiendo mejor… el sueño es más reparador y tranquilo.

Mi esposa también ha comenzado a tomar vitamina D3 en dosis óptimas. Ella ha visto mejorar su piel y bajar los niveles de colesterol. Al mismo tiempo, no ha tenido un resfriado desde que empezó a tomar la vitamina D3, mientras que antes los tenía frecuentemente.

Le doy todo el crédito al Dr. Somerville y a los suplementos de vitamina D que me recomendó. Me ha devuelto mi vida normal. Ahora puedo cargar a mi hija de siete años, ¡y eso significa todo para mí!

Glosario

Nivel Sanguíneo Óptimo Clínico (NSOC)—100-140 ng/ml—los niveles de sangre que activan los efectos máximos de Madison-HannaH; los niveles de vitamina D que permiten un sueño reparador profundo, activan el metabolismo del verano y estimulan completamente el sistema inmunológico, por lo que esencialmente hacen que tu cuerpo funcione a su máximo potencial y te encuentres en tu mejor estado.

Genotipo: el gen o genes del ADN de una persona responsables de una característica o rasgo particular.

Intestinos: la parte del cuerpo que descompone y absorbe los alimentos, en particular el estómago, el intestino delgado y el intestino grueso.

Flora intestinal: bacterias, hongos y virus entre otros organismos vivos que viven dentro del intestino, en particular el intestino grueso.

Efectos Madison-HannaH: los efectos que ocurren en el NSOC (ver arriba); los efectos de la vitamina D que comienzan solo en niveles mucho más altos de lo recomendado actualmente y que son necesarios para activar completamente todos los genes que estimulan el sistema inmunológico, el sueño y el metabolismo de una persona a su máximo potencial.

Administración Diaria Óptima (ADO): la dosis diaria de vitamina D3 que normalmente se requiere para obtener el NSOC (ver arriba).

Fenotipo: la apariencia física de un organismo basada en la interacción de los genes del organismo y el medio ambiente.

Ingesta Diaria Recomendada (IDR): la cantidad de un nutriente (o calorías) consideradas necesarias para mantener una buena salud según el Consejo de Alimentación y Nutrición del Consejo Nacional de Investigaciones /Academia Nacional de Ciencias.

Raquitismo: enfermedad que se presenta en los niños y que provoca un ablandamiento o debilitamiento de los huesos. Típicamente se debe a una deficiencia extrema y prolongada de vitamina D o raramente de calcio o ambos.

Telómero: estructura ubicada en ambos extremos de un cromosoma; es un área de nucleótidos repetitivos que asegura la integridad de un cromosoma evitando que se separe o se fusione con otros cromosomas.

Vitamina D: término general que se utiliza para describir lo que en realidad es una hormona secoesteroide. Existen múltiples tipos de vitamina D, así como el hígado actúa sobre ella para producir la forma de la sangre, y el riñón actúa para producir la forma activa en la sangre. La forma activa que se produce en las células una vez que la sangre llega al NSOC es lo que activa los efectos Madison-Hannah. También está la forma producida por los hongos llamada vitamina D2. La forma en peces y mamíferos se llama vitamina D3.

Vitamina D2: la forma de vitamina D producida en los hongos y, a menudo, la forma principal de vitamina D que se utiliza para complementar alimentos y líquidos.

Vitamina D3: la forma de vitamina D que produce la piel de las personas a partir de la exposición a la luz solar. También está disponible como suplemento de venta libre.

Síndrome de invierno: la combinación o colección de enfermedades que ocurre debido a niveles subóptimos de vitamina D en
la sangre. Este síndrome provoca que el sueño, el sistema inmunológico y el metabolismo se alteren anticipando los bajos niveles de
luz solar, la escasez de alimentos y la necesidad de sobrevivir esos
períodos. Estos cambios son los que permiten a los mamíferos
típicamente sobrevivir a breves períodos de escasez de alimentos,
pero cuando estos cambios se prolongan, provocan el síndrome de
invierno, debido al estrés provocado por los cambios en los cuerpos.
El síndrome de invierno puede causar falta de sueño, debilitamiento
del sistema inmunológico y obesidad que luego puede resultar en
diabetes, arteriopatía coronaria , osteoporosis y obesidad, entre otras.

Agradecimientos

Gracias a la Dra. Stasha Gominak, al Dr. John Cannel, al Dr. Mercola y al Dr. Scott. Gracias a Kathy Kazen por sus incontables horas editando mis intentos de transmitir mis pensamientos. A David Line, por todo el apoyo legal y el asesoramiento general, especialmente cuando las cosas parecían tan, tan, tan desoladas. A David Lizcano por su motivación y apoyo también en esos momentos duros en los que todos mis amigos no estaban allí. A Jacques Simon, que estuvo allí cuando lo necesité, tratando de limpiar el desorden que otros hicieron, tal vez intencionalmente. A María González y Rogelio De La O, que estuvieron ahí en todo momento y me apoyaron.

A los cientos de mis ex-pacientes que se preocuparon y me animaron cuando estaba en esos días difíciles.

A mis hijas que tuvieron que crecer rápido pero no se acobardaron y eso hizo mi vida mucho más fácil.

Me gustaría dar las gracias a mi editora Nancy Pile, que hizo que mis palabras cantaran, me mantuvo en la línea de dirigirme a un solo público y sin la cual este libro nunca habría estado cerca de alcanzar su potencial. También doy las gracias a Lise Cartwright por su asesoramiento y por recomendar a Nancy. Gracias a Kevin Orsmby por ayudarme a desarrollar un plan de marketing para hacer llegar mis pensamientos a otros para que los lean. Me ayudó más de lo que podría imaginar. También a Alicia Ormsby por toda su ayuda en la comercialización y promoción de mi libro. A los de Escuela de Autoedición que me animaron y me ayudaron a creer, tanto a mis compañeros autores de la Escuela de Autoedición que me apoyaron a mi, así como también a los expertos de allí—Sean Sumner, Eric Van Der Hope y Chandler Bolt. A los de Bradley communications y el programa Quantum Leap. Gracias a mis compañeros de Quantum Leap, Steve Harrison y todos mis entrenadores indispensables Martha Bullen, Geoffrey Berwind, Brian T. Edmondson, Debra Englander, Raia King y Rose George, así como a Judy Cohen. Agradezco enormemente a la diseñadora de mi libro, Deana Riddle.

Sobre el autor

El doctor Judson Somerville es un defensor de la salud de los pacientes de toda la vida. Su controvertido enfoque de la atención sanitaria ha aparecido en el Today Show, la MSNBC, la revista People, el US News y World Report, y cientos de periódicos de todo el mundo. También apareció en un especial de la BBC sobre su participación en la clonación de las primeras células humanas y abogando de los enfermos con dolor crónico.

El Dr. Somerville lleva más de dos décadas ejerciendo en el campo de la medicina paliativa y ha tratado a miles de pacientes. Es autor y coautor de una docena de artículos revisados por expertos y ha contribuido con un capítulo sobre el dolor de columna en un importante libro, *Practical Pain Management* (editores D.C. Tollison, J.R. Satterwhite y J.W. Tollison).

Antiguo presidente de Texas Pain Society y del Caucus de Distritos Pequeños de la Asociación Médica de Texas, el Dr. Somerville busca constantemente mejorar sus conocimientos y la salud de las personas a su cargo. Cuando se dio cuenta de los efectos beneficiosos de la vitamina D3, investigó la dosis óptima y escribió este libro para compartir sus hallazgos con los lectores que buscan nuevas soluciones a sus problemas de salud crónicos.

Visite el blog del Dr. Somerville para saber más sobre los beneficios de la vitamina D3: www.vitamindblog.com.

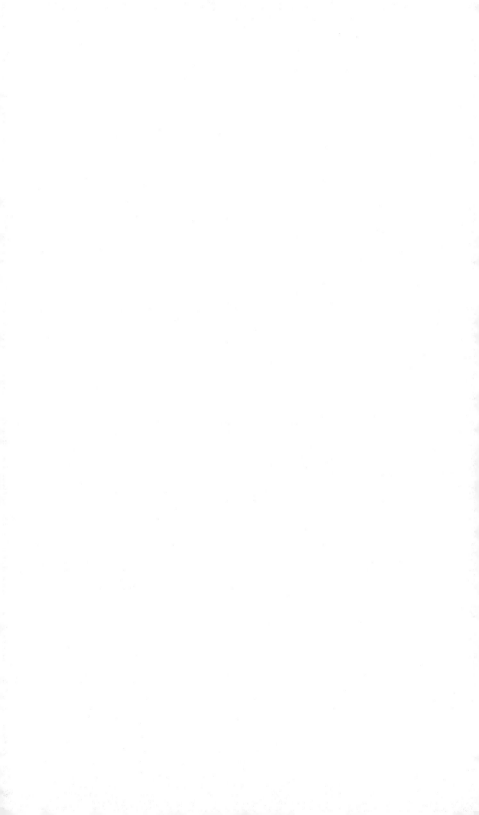

Made in the USA
Monee, IL
01 December 2023

47136011R00103